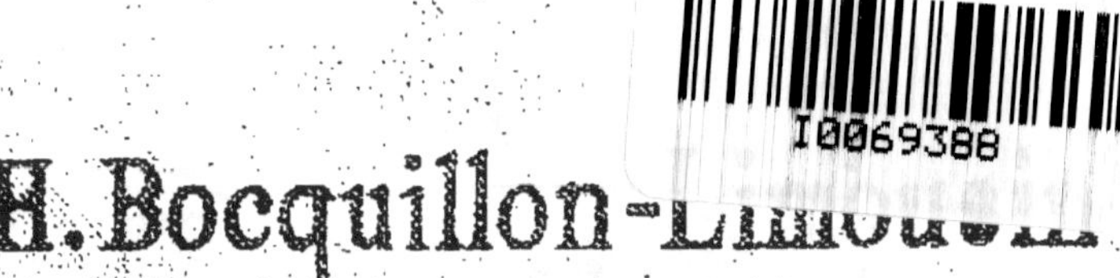

H. Bocquillon-Limousin

Formulaire
des
Médicaments Nouveaux
et des
Médications Nouvelles
Pour 1894

PARIS
J.-B. BAILLIÈRE ET FILS

FORMULAIRE

DES

MÉDICAMENTS NOUVEAUX

ET DES

MÉDICATIONS NOUVELLES

LIBRAIRIE J.-B. BAILLIÈRE ET FILS

DU MÊME AUTEUR

Formulaire de l'antisepsie et de la désinfection,

avec une introduction par le Dr VERCHÈRE.

1893, 1 vol. in-18, 316 p. avec 14 fig., cart........ 3 fr.

Formulaire des Alcaloïdes et des Glucosides.

1894, 1 vol. in-18, 306 p., cart.................... 3 fr.

Traité élémentaire de Thérapeutique, de matière médicale et de pharmacologie, par le Dr A. MANQUAT, professeur agrégé à l'Ecole du Val-de-Grâce. 1892, 2 vol. in-8.................................... 18 fr.

La pratique de l'Antisepsie dans les maladies contagieuses, par le Dr CH. BURLUREAUX, professeur agrégé à l'Ecole du Val-de-Grâce. 1892, 1 vol. in-16, 300 p., cart.. 5 fr.

Précis de Thérapeutique, de matière médicale et de pharmacie vétérinaires, par P. CAGNY, 1892, 1 vol. in-18 jésus avec fig., cart.......................... 8 fr.

Nouveaux éléments de Pharmacie, par A. ANDOUARD, professeur à l'Ecole de médecine de Nantes, 4e *édition*, 1892, 1 vol. in-8 de 1000 pages avec 161 figures, cart. 20 fr.

Aide-Mémoire de Pharmacie, vade-mecum du pharmacien à l'Officine et au Laboratoire, par Eus. FERRAND, *Cinquième édition*, 1891, 1 vol. in-18 jésus de 816 p. avec 188 fig., cart.................................. 8 fr.

Aide-Mémoire de Thérapeutique, par le professeur Paul LEFERT. *Deuxième édition*, 1892, 1 vol. in-18, cart. 3 fr.

Aide-Mémoire de Pharmacologie et de Matière médicale, par le professeur Paul LEFERT. 1894, 1 vol. in-18 de 276 p., cart.................................. 3 fr.

Formulaire officinal et magistral international, comprenant environ quatre mille formules, par J. JEANNEL, professeur à la Faculté de Bordeaux, et M. JEANNEL, professeur à la Faculté de Toulouse. *Quatrième édition*, 1 vol. in-18 de XCII-1040 p., cartonné........ 6 fr. 50

Formulaire de l'Union médicale, douze cents formules favorites, par le docteur N. GALLOIS. *Quatrième édition*, 1888, 1 vol. in-32 de 640 pages, cart... 3 fr. 50

Nouveaux éléments de Matière médicale et de thérapeutique, par les professeurs NOTHNAGEL et ROSSBACH, 2e édition, avec une introduction par le professeur Ch. BOUCHARD. 1 vol. in-8 de XXXII-860 pages...... 16 fr.

5869-93. — CORBEIL. Imprimerie CRÉTÉ.

FORMULAIRE
DES
MÉDICAMENTS NOUVEAUX
ET DES
MÉDICATIONS NOUVELLES
Pour 1894

PAR

H. BOCQUILLON-LIMOUSIN

PHARMACIEN DE 1re CLASSE
LAURÉAT, MÉDAILLE D'OR DE L'ÉCOLE DE PHARMACIE
MEMBRE DES SOCIÉTÉS DE PHARMACIE
ET DE THÉRAPEUTIQUE

Avec une introduction

PAR

Henri HUCHARD

MÉDECIN DE L'HOPITAL BICHAT

5e édition, revue, corrigée et augmentée.

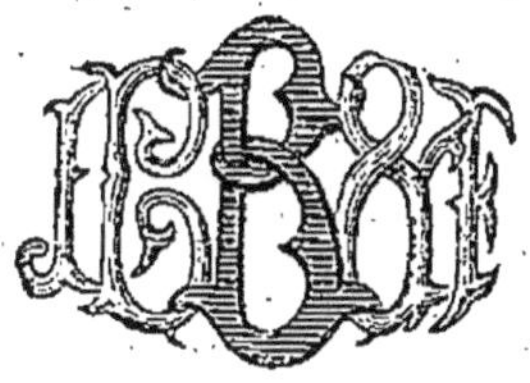

PARIS
LIBRAIRIE J.-B. BAILLIÈRE ET FILS
19, rue Hautefeuille, près du boulevard Saint-Germain

—

AVANT-PROPOS

DE LA CINQUIÈME ÉDITION

En faisant réimprimer pour la cinquième fois le *Formulaire des médicaments nouveaux*, je ne me suis pas contenté d'une revision sommaire : j'ai fait de nombreuses et importantes additions, à mesure que les nouveautés se produisaient.

Je citerai en particulier : *Agathine*, *Aleuronat*, *Alumnol*, *Benzoïl-tropéine*, *Cancroïne*, *Cardine*, *Diabétine*, *Dulcine*, *Eucalyptéol*, *Extraits d'organes* (*liquide capsulaire*, *liquide cérébral*, *liquide pancréatique*, *liquide thyroïdien*), *Formanilide*, *Gallanol*, *Gallobromol*, *Losophane*, *Myrrholine*, *Naphtolate de bismuth*, *Oléocréosote*, *Pipérazine*, *Pixol*, *Scopolamine*, *Sérum artificiel*, *Sozal*, *Thiosinamine*, *Tolypyrine*, *Tolysal*, *Tribromophénolate de bismuth*, *Trional*, *Uricédine*, *Urophérine*, etc., et un grand nombre de plantes coloniales et exotiques, introduites récemment dans la thérapeutique, qui n'ont encore trouvé place dans aucun formulaire, même les plus récents.

Je suis reconnaissant à tous ceux qui ont bien voulu me signaler des erreurs ou omissions; j'ai essayé d'y remédier; je serai heureux si les Médecins et les Pharmaciens veulent bien me continuer leurs bienveillants encouragements; mon livre n'en sera que meilleur et par suite plus utile.

H. B.-L.

1er janvier 1894.

INTRODUCTION

« Comment juger impartialement un FORMULAIRE DES MÉDICAMENTS NOUVEAUX, quand j'essaie, — après avoir eu naguère quelque chose à me reprocher à ce sujet, — de réagir contre la fièvre des nouveautés pharmaceutiques ? En ce moment, la meilleure manière de faire du nouveau, c'est de parler encore des médicaments anciens, dont nous connaissons à peine l'action physiologique et les applications thérapeutiques. Croyez-moi, adressez-vous à un médecin moins prévenu et certainement plus autorisé pour porter un jugement impartial sur votre œuvre. »

C'est en ces termes que je répondis à M. Henri Bocquillon, l'un de nos collègues à la Société de Thérapeutique, venant me demander, — honneur bien immérité ! — de présenter son livre au public médical.

« N'importe, — me répondit-il, — j'ai confiance dans votre esprit de justice. Lisez, et jugez. »

J'ai lu, j'ai vu... et j'ai été vaincu. Il me semble, après l'avoir lu attentivement, que ce *Formulaire*, écrit sans prétention, avec concision et clarté, vient combler heureusement une lacune : il réunit et étudie, avec toutes les indications pratiques qu'elles comportent, les acquisitions modernes de la thérapeutique. Sur le sol mouvant de cette science, nous avons moins besoin de presser que d'assurer nos pas ; et, faire connaître tous les médicaments nouveaux — — beaucoup d'appelés et peu d'élus ! — c'est encore mettre le médecin en garde contre cette sorte d'hystérie thérapeutique qui tend à nous envahir et qu'on ne saurait trop combattre.

A propos de tous ces médicaments (et ils sont au nombre de 455), l'auteur a exposé, aussi complètement que possible, tout ce que l'on doit savoir : la synonymie, la description, la composition, l'action physiologique, les propriétés thérapeutiques, le mode d'emploi, les doses.

M. Henri Bocquillon a droit à toutes nos félicitations et à nos remerciements.

A ce petit livre qui résume en moins de 300 pages la matière médicale de ces dernières années, on peut prédire un grand et légitime succès ; il est non seulement utile, mais indispensable, à la fois aux chercheurs, aux praticiens et aux élèves.

Henri HUCHARD.

Paris, le 27 juin 1890.

FORMULAIRE

DES

MÉDICAMENTS NOUVEAUX

ET DES

MÉDICATIONS NOUVELLES

Abrine. — PRÉP. — Substance albuminoïde extraordinairement vénéneuse. Comme la ricinine extraite du ricin, elle appartient à la catégorie des ferments solubles.

PROV. — Cette substance est extraite des graines de l'*Abrus precatorius* L. Jequirity, liane de la famille des Légumineuses-papillonacées.

DESC. — Elle se présente sous la forme d'une poudre gris jaunâtre soluble dans l'eau.

PROP. THÉR. — Selon le prof. Kobert, introduite directement dans le sang, la dose mortelle est de 0,00001 par kilogr. de poids d'un animal. Cependant, elle est moins toxique que la ricine dont elle diffère, comme l'ont démontré Hellin et T. Ehrlich, par d'autres caractères et en particulier par la propriété qu'elle possède de produire la chute des poils dans les endroits où elle est injectée.

MODE D'EMPLOI. DOSES. — D'après Ehrlich, l'abrine peut être employée dans la pratique des maladies ophtalmiques au lieu des graines de *Jequirity*, à la dose de 1 p. 500,000 approximativement.

Absinthine. — DESC. — Principe amer de l'absinthe, se présente sous forme de cristaux prismatiques, incolores, d'une saveur extrêmement amère. Très soluble dans l'alcool et le chloroforme, moins soluble dans l'éther, à peu près insoluble dans l'eau.

PROP. THÉR. — Essayée, sans succès confirmé, comme remède antifébrile. Elle augmente l'appétit ou le rétablit lorsqu'il a disparu; elle combat la constipation d'une façon marquée. Employée contre la chloro-anémie, dans la convalescence des maladies graves ayant altéré les fonctions digestives; contre l'état d'anorexie sans lésions organiques du tube digestif. Elle est surtout indiquée lorsque, avec l'anorexie, il existe une constipation plus ou moins opiniâtre. Stimulante et antidiarrhéique.

MODE D'EMPLOI. — En globules contenant chacun 5 centigrammes de principe actif.

DOSE. — 10 centigrammes, dix minutes avant le repas, deux fois par jour.

Acétanilide. — SYN. — Antifébrine, ou phénylacétamide; a été découverte par Gerhardt, puis étudiée par Ulrich, William et M. Ch. Lauth. La formule $= C^{16}H^{9}AzO^{2}$; atom. $= C^{8}H^{9}AzO$.

PRÉP. — 1° On fait réagir le chlorure acétyle ou l'acide acétique anhydre sur la phénylamine (aniline) (Gerhardt); 2° on fait bouillir une heure, équivalents égaux de phénylamine (aniline) et d'acide acétique cristallisable; on distille; l'acétanilide se sublime à 295 degrés et on recueille un poids égal à celui de l'acide employé (Grésille William).

DESC. — Corps blanc, cristallisé en lames magnifiques, soyeuses et brillantes, fusible à 101 degrés. Volatil sans décomposition à 295 degrés. Réaction neutre au tournesol. Densité plus faible que l'eau. Insoluble dans la glycérine ; peu soluble dans l'eau froide ; assez soluble dans l'eau bouillante, soluble dans l'alcool, l'éther, la benzine, le chloroforme, l'essence de térébenthine, les huiles essentielles.

PROP. THÉR. — Analgésique, antinervin, antithermique.

Le Dr Basilevitch a guéri en peu de temps 3 chancres ulcérés en les saupoudrant d'acétanilide, il n'a observé même à doses élevées aucun phénomène toxique.

Le Dr J. Maslolsky en employant l'acétanilide à la dose de 0gr,50 graduellement augmentée par jour à 1gr,60 a guéri en 12 jours un malade atteint de diabète insipide.

MODE D'EMPLOI. — Cachets. — Solution dans du vin ou dans de l'élixir de Garus.

DOSE. — De 0gr,25 à 2 grammes, dans les vingt-quatre heures.

Acétoorthotoluide. $C^9H^{11}AzO$.

PRÉP. — On l'obtient en chauffant pendant trois jours un mélange d'acide acétique cristallisable et d'orthotoluidine pure. On distille et l'on recueille la partie qui passe vers 296 degrés ; laquelle, par cristallisation dans l'eau, s'obtient pure.

On peut aussi le préparer par l'action du chlorure d'acétyle sur l'orthotoluidine.

DESC. — Longues aiguilles incolores, fusible à 107 degrés et bouillant à 296 degrés, soluble dans l'alcool, l'éther, très soluble dans l'eau chaude, peu soluble dans l'eau froide.

PROP. PHYS. — M. le Dr Barbarini a fait les expériences suivantes :

Chez les grenouilles, à la dose de 5 milligrammes, l'acétoorthotoluide exagère les réflexes; 1 centigramme exagère d'abord les réflexes, puis provoque des convulsions. A la dose de 2 centigrammes, elle produit d'abord des convulsions, puis la paralysie des mouvements volontaires et enfin abolit les mouvements propres et réflexes. Elle agit profondément sur la moelle épinière. Le cerveau et le bulbe ne sont influencés que lorsque la dose est toxique.

Chez les mammifères, à la dose de 4 centigrammes par kilogramme de poids du corps, elle abaisse la température de 0,8 et ramène à la normale la température fébrile. A doses plus élevées la température s'abaisse davantage.

Prop. thér. — Le prof. Cervello a employé ce composé avec succès dans sa clinique, chez des malades fébricitants.

De trois substances, l'antifébrine, l'exalgine et l'acétoorthotoluide, c'est celle-ci qui est la plus antipyrétique; mais l'exalgine est plus analgésique et plus toxique.

Adonidine. — Glucoside extrait de l'*Adonis vernalis* L. par Vincenzo Cervello.

Desc. — Poudre amorphe, d'un jaune clair. Toutes les parties de la plante en contiennent.

Prop. phys. — Suivant le mode de préparation, elle paraît avoir donné des résultats variables. Les uns ont trouvé son action incertaine et inconstante; les autres ont obtenu des effets satisfaisants.

Prop. thér. — A été expérimentée d'abord par Bubnow et ensuite par le Dr Huchard. Administrée à la dose de 2 ou 3 centigrammes, elle élève la tension artérielle, régularise et ralentit les battements du cœur, augmente la diurèse et fait disparaître les hydropisies et les œdèmes. Elle s'élimine rapidement, elle ne s'accumule donc pas dans l'économie, comme la digitale. Elle est indiquée dans les affections diverses du cœur ; mais elle a le grand inconvénient de produire souvent des symptômes d'intolérance gastrique (nausées, vomissements, etc.).

MODE D'EMPLOI. DOSE. — De 1 à 2 centigr. par jour, en granules.

Adonis vernalis L. — DESC. — Plante de la famille des Renonculacées.

PROP. THÉR. — Appliquée, en 1879, par Bubnow au traitement des affections cardiaques. En France, Lesage, Mordagne, Huchard ont reproduit les expériences de Bubnow. Les diverses préparations agissent sur le cœur, comme la digitale, en régularisant l'action du cœur et en augmentant la pression artérielle. Elle est diurétique et fait tripler la quantité d'urine émise. Elle offre sur la digitale l'avantage de ne pas s'accumuler dans l'économie.

MODE D'EMPLOI. DOSES. — Infusion, 20 grammes de tiges et feuilles pour 1,000 grammes d'eau, à la dose de 200 grammes par jour. — Extrait aqueux, 1 gramme par jour. — Teinture, de 4 à 8 grammes.

Agathine. — M. Roos, chimiste de Francfort, a désigné sous le nom d'*agathine* un produit qu'il a découvert en condensant l'aldéhyde salicylique avec le méthylphénylhydrazolone.

DESC. — L'agathine se présente sous forme de paillettes blanches donnant sur le vert pâle, inodores et insipides, insolubles dans l'eau, facilement solubles dans l'alcool et l'éther et fondant à 74° C.

PROP. PHYS. — Le Dr Rosembaum s'est assuré, par des expériences sur des animaux, que cette substance est non toxique à des doses qui rendraient dangereux les corps dont elle dérive.

PROP. THÉR. — Le Dr Rosembaum l'a essayée d'abord dans le traitement des névralgies. Les doses de 0 gr. 12 et de 0 gr. 25 ayant donné des résultats négatifs, il eut recours à l'agathine à la dose de 0 gr. 5 répétée trois fois par jour, et réussit à guérir en quatre jours une sciatique que l'on avait déjà soumise à d'autres traitements; de deux autres cas de sciatique, un guérit aussi après quatre jours de traitement.

Un cas de sciatique très opiniâtre, rebelle à tout traitement, céda à l'agathine; pas de récidive trois mois après la suspension du médicament.

Un autre cas de sciatique traité dès le début par l'agathine, fut guéri après l'administration de 20 cachets à 0 gr. 50.

Dans les affections rhumatismales (rhumatisme articulaire aigu) la guérison est survenue après 3-4 jours de traitement et après administration de 4-6 grammes d'agathine.

Le Dr Laqueur a obtenu la guérison d'une névralgie sus-orbitaire très intense après l'administration de 12 cachets d'agathine à 0 gr. 5 dont 3 par jour. Même succès dans un cas de névralgie de la branche supérieure droite du trijumeau, suite de l'influenza.

Le Dr Lœwenthal s'est à son tour trouvé bien de l'emploi de l'agathine dans plusieurs cas de névralgie et dans quelques cas de rhumatisme rebelles au salicylate de soude.

Agopyrine. — DESC. — Antipyrétique nouveau, préparé non synthétiquement, mais composé formé du mélange de plusieurs substances.

L'analyse y a découvert :

Salicine	25 centigr.
Chlorure ammonique	25 milligr.
Sulfate de cinchonine	25 —

On l'indique comme spécifique contre l'influenza, sous forme de tablettes.

Aletris farinosa L. — Syn. — Stragrass.

Desc. — Plante de la famille des Liliacées, vivace, herbacée, à rhizome non bulbeux, originaire de l'Amérique du Nord.

Part. empl. — Le rhizome.

Desc. — Il renferme un principe amer, insoluble dans l'eau, mais soluble dans l'alcool, et de l'amidon en grande quantité.

Prop. thér. — Employé avec succès en Amérique dans l'hydropisie et les rhumatismes chroniques. Tonique, amer à petites doses, éméto-cathartique à doses élevées. Tonique de l'appareil utérin.

Mode d'emploi. — Teinture. — Poudre. — Alcaloïde. — Extrait fluide.

Doses. — Teinture, 8 grammes. — Poudre $0^{gr},60$ comme tonique amer. — L'alcaloïde, l'*alétrine*, à la dose de 3 centigrammes. — Extrait fluide, de 3 à 10 gouttes. — Décoction (30 grammes pour 1,000 grammes d'eau), à la dose de 30 grammes.

Aleuronat. — Syn. — Pain d'aleurone.

Desc. — Ce produit, préparé par un chimiste, M. Hundhausen, n'est autre chose que du gluten obtenu de façon à pouvoir remplacer, dans l'alimentation des diabétiques, la farine de froment, sans qu'il donne au pain une saveur répugnante.

L'aleuronat se présente sous la forme d'une poudre sèche, jaune, à saveur et à odeur très faibles, se conservant très bien dans un endroit sec.

Comp. chim. — L'analyse y a découvert 80 p. 100 d'albumine végétale pure, 7 p. 100 d'hydrates de carbone, 8,8 p. 100 d'eau et une petite quantité de son.

Formule d'un pain à l'aleuronat pour les diabétiques :

Aleuronat	250	grammes.
Farine de froment	250	—
Lait	350	—
Levure	40	—
Blancs d'œufs	n° 2	
Sucre	1	—
Sel de cuisine	8	—

Allamanda cathartica L. — Desc. — Plante de la famille des Apocynacées, qui croît à la Guyane et au Brésil.

Comp. — Renferme un suc laiteux.

Part. empl. — L'écorce de la tige et le suc.

Prop. thér. — Suc cathartique à petites doses et vénéneux. Desportes conseille l'extrait d'écorce comme hydragogue. Le suc était employé par Allamand pour combattre la constipation due à l'intoxication saturnine. L'infusion des feuilles est un très bon cathartique.

Mode d'emploi. Doses. — Extrait aqueux, à la dose de 6 à 12 centigrammes. — Suc, à la dose de 8 à 10 gouttes. — Infusion de feuilles (10 grammes pour 1,000 grammes d'eau).

Alumnol. — Dérivé oxyméthylsulfoné de l'alumine.

Prép. — On l'obtient en saturant une solution d'acide naphtolsulfoné B avec de l'hydrate d'alumine ou encore en mélangeant une solution de sulfate d'alumine avec une solution de B naphtolate sulfoné de baryum. On filtre à chaud et par évaporation on obtient l'alumnol.

Desc. — Se présente sous forme d'une poudre blanc grisâtre, de saveur d'abord sucrée, puis styptique, comme celle de l'alun ordinaire. Sa réaction est acide. Il est très soluble dans l'eau, moins soluble dans l'alcool et l'éther, présente une particularité intéressante par la manière dont il se comporte envers l'albumine. Il précipite d'abord cette substance, puis se dissout de nouveau par l'addition d'un excès d'albumine. Cette propriété facilite la pénétration de l'alumnol dans les tissus.

RÉACTION. — Les solutions aqueuses d'alumnol sont fluorescentes ; cette fluorescence s'accroît par l'addition d'un alcali, principalement de l'ammoniaque. Ces solutions ne précipitent ni par l'ammoniaque, ni par les acides ; elles précipitent avec les carbonates alcalins ; elles ne précipitent pas avec le tannin, la résorcine, le sulfate de zinc, le sublimé et l'acide borique.

L'alumnol donne, avec le perchlorure de fer, une coloration bleu violet, analogue, comme sensibilité, à celle de l'acide salicylique, avec cette différence que celle-ci est franchement violette, tandis que celle de l'alumnol est franchement bleue.

PROP. THÉR. — D'après M. le docteur Wolfiberg (de Breslau), les instillations dans l'œil d'une solution d'alumnol à 4 p. 100, arrêteraient pour quelques minutes le larmoiement même le plus fort, ce qui faciliterait beaucoup l'examen ophtalmologique. Ce même confrère se sert aussi de la même solution, avec avantage, dans l'ophtalmie blennorrhagique.

On a employé un vernis contenant de 10 à 50 p. 100 d'alumnol contre certaines dermatoses chroniques avec infiltration et épaississement de la peau.

Des injections de solutions d'alumnol à 1 ou 2 p. 100 ont donné de bons résultats à M. le docteur Chotzen dans le traitement de la blennorrhagie chez l'homme. Mais il faut remarquer que M. le docteur J. Eraud, chef de clinique de syphiligraphie à la Faculté de Lyon, qui a aussi employé des solutions d'alumnol à 1 ou 2,5 p. 100 en injections dans l'urèthre, a trouvé que les effets de ce médicament ne sont ni supérieurs ni inférieurs à ceux de toute autre substance déjà préconisée contre la blennorrhagie.

En *chirurgie*, il s'est montré efficace dans le traitement des cavités purulentes (irrigations avec une solution à 0,5-2 p. 100 et contre les fistules et les abcès (cautérisation avec une solution à 10-20 p. 100). Les ulcères chroniques et torpides, surtout ceux de jambes, commencent à se couvrir de granulations, traités qu'ils sont par une solution d'alumnol à 3-6 p. 100...

Mode d'emploi. — On a employé en lavage les solutions faibles d'alumnol (de 0,5 à 2 p. 100) et les solutions plus cencentrées (10 à 20 p. 100) ;

Des pommades qui contiennent de 3 à 6 p. 100 d'alumnol ;

Des injections vaginales avec une solution d'alumnol à 1/2 ou 1 p. 100 ;

Des crayons intra-utérins avec 2 à 20 p. 100 d'alumnol.

Alvelos. — Syn. — Lait d'Alvelos.

Desc. — Suc laiteux et résineux de l'*Euphorbia heterodoxa* Muller, de la famille des Euphorbiacées, qui croît, au Brésil, dans la province de Fernambuc.

Prép. — On l'extrait par expression et on obtient un suc laiteux, qui est d'un blanc jaunâtre, de consistance sirupeuse, insoluble dans l'eau et l'alcool, soluble dans l'éther et le chloroforme, miscible aux huiles fixes. En Europe, l'échantillon de bonne qualité ressemble à du beurre peu coloré et a la consistance de la vaseline.

Prop. thér. — D'après le Dr Vellosa, c'est un spécifique dans les ulcères cancéreux, les chancres, les tumeurs, les sarcomes et toutes les ulcérations. Il a guéri plusieurs cas graves de lupus.

Le Dr J. Batnsfarber et le Dr Duplouy ont obtenu de bons résultats dans le cancer et les tumeurs malignes.

M. Landowsky l'a expérimenté sur des cancroïdes, des épithéliomas, des végétations syphilitiques et lui a reconnu une action escharotique puissante, jointe à une action dissolvante des tissus organiques. Il réunirait l'action d'un caustique à celle de la papaïne.

D'après S. Bairnfel, il communique à l'urine une coloration prononcée et une odeur désagréable.

Mode d'emploi. — Badigeonner le cancer avec l'alvelos, laisser sécher et deux heures après appliquer de la charpie; le jour suivant, laver avec une solution d'acide carbonique et appliquer de nouveau l'alvelos; répéter l'opération jusqu'à la guérison. M. Landowsky l'applique avec un pinceau et panse avec de la vaseline boriquée. — On prépare aussi des emplâtres d'alvelos, qui possèdent des propriétés vésicantes très actives.

Amyle (Valérianate d'). — $C^{20}H^{20}O^{4}$.

Desc. — Liquide à odeur de fruits. Bout à 190°.

Prép. — On chauffe au bain-marie 3 parties de valérate de sodium sec avec un mélange de 2 parties d'alcool amylique et de 2 parties d'acide sulfurique, on précipite l'éther par affusion d'eau, on le déshydrate et on le rectifie.

Prop. thér. — Calmant et antispasmodique employé contre la migraine, les névralgies, les coliques hépatiques et néphrétiques. Il a la propriété de dissoudre la cholestérine.

Mode d'emploi. Doses. — Capsules gélatineuses dosées à 10 centigrammes.

Analgène. — Syn. — Orthooxyéthylanamonoacétylamidoquinoline. — Formule : $C^9H^5O,C^2H^5AzH,CO,CH^3Az$ ou $C^{13}H^{14}Az^2O^2$.

Prép. — On forme d'abord l'éther éthylique de l'orthooxyquinoline, qui, nitré par l'action à chaud de l'acide nitrique, se transforme en paranitroorthoéthyloxyquinoline. L'eau le sépare d'un composé insoluble dinitré.

Le dérivé, soluble dans l'eau, est traité par l'ammoniaque et le carbonate de soude et donne un précipité cristallin. Ce dérivé, qui est l'oxyéthylnitroquinoline, est réduit par l'hydrogène naissant en oxyéthylamidoquinoline, qui traité par l'acide acétique donne l'analgène.

Prop. thér. — Antipyrétique puissant, qui est sans action sur le rein. Il se dédouble dans l'économie en deux corps antipyrétiques. On l'emploie contre la fièvre typhoïde et le rhumatisme articulaire aigu.

Mode d'emploi. Doses. — En cachets à la dose de 1 gramme.

Anda Assu. — Syn. — *Anda acu*, *Anda Gomesii* A. Jus., *Johanesia princeps* Velloz., Coco purgatif.

Desc. — Arbre de la famille des Euphorbiacées, tribu des Jatrophées, très commun au Brésil, dans la province de Rio.

Comp. — Les graines renferment 14 p. 100 d'une huile jaune pâle, siccative, transparente, ayant la consistance de l'huile d'olives, inodore, de saveur nauséeuse et âcre, soluble dans l'éther et la benzine; se solidifiant à 8°; densité = 0,917.

Elles renferment 0,4 p 100 d'une substance cristallisée, la *johanésine*, isolée par Oliveira, peu soluble dans l'eau, soluble dans l'alcool, insoluble dans l'éther et le chloroforme.

Prop. thér. — L'huile est purgative, comme celle

de ricin, mais à dose trois ou quatre fois moindre, plus fluide, plus facile à prendre et sans odeur.

La johanésine n'est pas toxique.

Le sulfate et le chlorhydrate de johanésine sont usités comme diurétiques à la dose de 1 gramme. On peut employer les graines elles-mêmes comme purgatif efficace dans l'affection du foie, la jaunisse, l'hydropisie, les désordres menstruels et les affections scrofuleuses.

Mode d'emploi. — Après avoir rejeté les embryons et les épispermes, on fait avec les graines une émulsion, que l'on aromatise pour diminuer la tendance aux vomissements.

Doses. — Huile, 10 grammes. — Graines pour un adulte, 2, rarement 3. L'effet est produit en deux ou trois heures, sans irritation de l'estomac ni de l'intestin.

Andira inermis H. B. — Syn. — *Geoffraea inermis* Sw., Angelin.

Desc. — Arbre, appartenant à la famille des Légumineuses, tribu des Dalbergiées, qui croît aux Antilles, à la Guyane et au Sénégal.

Prop. thér. — Cette écorce jouit de propriétés anthelminthiques bien avérées, elle est aussi légèrement narcotique. A dose élevée, elle provoque des évacuations violentes, de la fièvre et du délire, que l'on combat par l'huile de ricin ou le jus de citron. Elle est aussi efficace contre l'obésité.

Mode d'emploi. Doses. — Décoction (30 grammes pour 1 litre d'eau), 4 cuillerées à soupe, 2 cuillerées pour les enfants. On augmente la dose jusqu'à production de nausée. — Poudre d'écorce, de 1gr,20 à 1gr,80 comme vermifuge et de 1gr,80 à 2gr,40 comme purgatif. — Teinture à 1/5 varie comme dose et comme effet à produire de 1 gramme à 3gr,50. — Extrait fluide, de 1 à 2 grammes.

Andrographis paniculata Wall. — Syn. — *Justicia paniculata* Burm., Kariyat.

Desc. — Plante herbacée annuelle, de la famille des Acanthacées. Elle croît dans l'Inde, à Ceylan, en Cochinchine et dans l'Archipel indien.

Comp. — Elle contient un principe amer.

Part. empl. — La tige et les racines adhérentes.

Prop. thér. — Tonique, amer et stomachique; analogue au quassia; elle est préconisée dans la débilité générale, la convalescence qui suit les fièvres, et dans la période avancée de la dysenterie; employée comme stimulant, dans la dyspepsie.

Mode d'emploi. Doses. — Infusion composée :

Kariyat concassé	15	grammes.
Écorces d'oranges et coriandre...	āā 4	—
Eau bouillante	300	—

De 45 à 60 grammes, 2 à 3 fois par jour.

Teinture composée :

Racine de kariyat	180	grammes.
Myrrhe	30	—
Alcool à 80°	1	litre.

De 4 à 16 grammes.

Anemone Pulsatilla L. — Syn. — Coquelourde, Passe-Fleur, Fleur de Pâques.

Desc. — Plante vivace, de la famille des Renonculacées, répandue dans toute l'Europe.

Comp. — Quand on distille la plante divisée dans un courant de vapeur, on obtient un liquide qui abandonne au chloroforme une substance solide qui est le camphre d'anémone (Dr Hanriot). Cette substance se dédouble très facilement en *anémonine* et en *acide anémonique*.

L'*anémonine* ($C^{15}H^{12}O^{6}$) cristallise en aiguilles, de saveur âcre, peu solubles dans l'eau et l'éther, solubles dans l'alcool et le chloroforme. Elle fond à 156°. Par l'action des alcalis, elle se convertit en acide anémonique ($C^{15}H^{14}O^{7}$), qui est amorphe, qui forme des sels amorphes, et qui est insoluble dans l'eau, l'alcool et l'éther.

Prop. thér. — A l'état frais, c'est un des poisons irritants les plus dangereux. On doit la manier avec précaution. En applications externes, les feuilles fraîches peuvent être utiles comme rubéfiantes ou même vésicantes.

A l'état sec, l'anémone est indiquée comme anticatarrhale et exerçant une action spéciale sur le système nerveux et sur le cœur. A l'extérieur, on l'administre en applications contre les dartres rebelles.

La teinture de racines est prescrite contre la fièvre catarrhale, l'hypersécrétion nasale et le coryza. On l'emploie encore contre la paralysie, la coqueluche. Elle atténue rapidement la douleur dans l'orchite blennorrhagique.

L'anémonine agit avec efficacité dans le catarrhe aigu et chronique des bronches, surtout comme calmant de la toux spasmodique et irritative de la coqueluche; elle est préconisée dans certaines maladies des yeux, taies, albugo de la cornée, amblyopies, amauroses, surtout quand elles sont greffées sur la diathèse arthritique et rhumatismale ou compliquée de troubles fonctionnels des organes abdominaux. Elle est en outre douée de puissantes propriétés emménagogues.

L'action irritante de la plante est due au camphre d'anémone; cette action disparaît par la dessiccation, parce que le camphre s'est dédoublé en anémonine et en acide anémonique.

Mode d'emploi. Doses. — Poudre de feuilles. — Teinture, de 20 à 30 gouttes, dans une potion. — Alcoolature de racines, de 2 à 4 grammes par jour dans 150 grammes de julep, 3 cuillerées par jour. — Alcoolature de feuilles, de 5 à 10 grammes. — Sirop d'alcoolature, 5 grammes pour 95, chaque cuillerée à bouche contient 30 gouttes d'alcoolature. — Alcaloïde : anémonine, de 2 à 4 centigrammes. M. P. Vigier dit que l'on peut en prendre 10 centigrammes sans inconvénient.

Anogeissus latifolius. — Desc. — Plante de la famille des Combrétacées, qui croît au Sénégal et dans l'Inde.

Comp. — Produit une gomme, connue sous le nom de *Dhaura*.

Prop. thér. — Donne un mucilage qui se conserve par l'addition d'un acide et qui a les usages médico-pharmaceutiques de la gomme arabique.

Anona muricata L. — Syn. — Corossolier, Cachiman épineux, Sappadille.

Desc. — Arbre ou arbrisseau de la famille des Anonacées, qui croît dans l'Amérique tropicale, principalement aux Antilles.

Prop. thér. — Les fruits, quand ils sont mûrs, sont antiscorbutiques; quand ils sont verts, séchés et réduits en poudre, ils sont employés pour combattre la dysenterie. Les fleurs sont pectorales; les feuilles antispasmodiques; les graines émétiques. La racine en décoction est un antidote dans les empoisonnements par les stupéfiants. Enfin le fruit entier détruit la vermine, chasse les mouches et les moustiques.

Antiaris toxicaria Lesch. — Syn. — *Upas Antiar.*

Desc. — Arbre de la famille des Artocarpées, qui atteint 30 mètres de hauteur et 3 et 4 mètres de circonférence; il croît à Java, à Sumatra et en Cochinchine où il sert aux naturels pour empoisonner leurs flèches de guerre ou de chasse.

Comp. — Il contient des résines et un glucoside, l'*antiarine*, qui cristallise en lamelles et se dédouble sous l'influence des acides en résine et en glucose.

Prop. thér. — En injections hypodermiques, l'antiarine, qui est très toxique, agit sur le cœur, comme la digitaline et l'aconitine. Prise à l'intérieur, elle est seulement évacuante. Mise en contact avec la peau, elle l'impressionne douloureusement.

Les graines, qui sont très amères et ne contiennent pas d'antiarine, ont été conseillées dans la dysenterie et la diarrhée.

Cette plante contient des principes trop toxiques pour entrer dans la thérapeutique courante.

Antihémicranine. — Syn. — Antimigraine.

Prép. — Sous ce nom, un pharmacien hollandais a eu l'idée de présenter un produit qui n'est pas autre chose qu'un mélange de

Caféine	20	parties.
Antipyrine	40	—
Sucre	40	—

Ce mélange est divisé en paquets de 1 gr. 30 à 1 gr. 50. On dissout un paquet dans une petite quantité d'eau et on l'administre lorsque les phénomènes douloureux commencent à apparaître. Si un paquet ne calmait pas la douleur, on en prendrait un second une heure après l'absorption du premier. Pour les enfants au-dessous de douze ans, il faudrait administrer seulement la moitié d'un paquet. C'est une excellente formule qu'on peut recommander, mais elle n'est pas nouvelle.

Antipyrine. — Alcaloïde artificiel, découvert par Knorr.

Syn. — Diméthyloxyquinizine, oxyméthylquinizine méthylée, analgésine ou plutôt diméthylphénylpyrazolone. Formule = $C^{20}H^{10}Az^2O^2$.

Desc. — Corps solide, blanc, en lamelles cristallines, brillantes, sans odeur, fusible à 112°. Très soluble dans l'eau, l'alcool, la benzine, le chloroforme, la glycérine ; peu soluble dans l'éther. Elle donne avec le perchlorure de fer une coloration rouge sang (caractéristique); avec l'acide nitreux, une coloration bleu vert.

Prép. — On fait d'abord agir la phénylhydrazine sur l'éther acétylacétique, il se forme de l'oxyméthylquinizine. On fait agir sur ce corps un mélange d'iodure de méthyle et d'alcool méthylique; on obtient la diméthyloxyquinizine. Le produit de cette réaction est décoloré par l'acide sulfureux, puis précipité par la soude et purifié par des cristallisations dans l'éther.

Prop. phys. — A la dose de 4 à 5 grammes, prise d'heure en heure par fractions, elle abaisse sensiblement la température durant 5 à 10 heures et au delà. Elle est peu toxique, il faut une dose de 1gr,50 par kilo d'animal pour déterminer des phénomènes d'intoxication. Prise à hautes doses, elle peut déterminer de l'exanthème scarlatiniforme.

Prop. thér. — Expérimentée par Filehne, d'Erlangen, et Ernst, de Zurich, et en France, d'abord par le Dr Huchard, puis par Dujardin-Beaumetz, Féréol, Cadet de Gassicourt et Germain Sée, elle possède à un haut degré des propriétés antipyrétiques et analgésiques.

D'après les expériences de MM. Hénocque, Arduin et Huchard, elle aurait une action hémostatique supérieure au perchlorure de fer et à l'ergotine, et son action se produirait avec une rapidité surprenante; ils citent un certain nombre de cas de blessures, d'épistaxis, d'ulcères, dans lesquels l'antipyrine en solution à 10 p. 100, ou en substance, en saupoudrant sur la face, a donné les meilleurs résultats.

Elle a été employée avec succès contre la diathèse urique et surtout contre les rhumatismes.

Elle possède la propriété de rendre plus solubles les préparations de caféine et de quinine.

En gynécologie M. Maroschi a observé que l'antipyrine calme les douleurs après l'accouchement et dans la période de dilatation du col, elle régularise les contractions et favorise l'expulsion des corps étrangers. Elle calme la dysménorrhée spasmodique et donne de bons résultats dans la ménorrhagie. M. Maroschi la donne à la dose de 2gr,50.

Dans la médecine infantile M. le Dr Denare à la dose de 0gr,50 a obtenu de bons résultats dans la chorée, la coqueluche et l'urticaire chronique.

M. le Dr Clemot l'emploie dans la pleurésie à la dose de 6 grammes, il a obtenu des guérisons au bout de 3 à 4 jours, mais il faut continuer l'usage du médicament quelque temps encore, car si on cessait brusquement l'épanchement se reproduirait.

M. le Dr Ryan Tennisson a attiré l'attention sur les propriétés antigalactagogues de l'antipyrine. A la dose de 2 grammes par jour la sécrétion lactée est tarie au bout de 2 à 6 jours sans qu'on ait rien changé au régime alimentaire.

M. le Dr Leroux emploie l'antipyrine avec succès dans l'incontinence d'urine essentielle des enfants.

Le Dr Mac Beatk a eu dans quatre cas de fièvre puerpérale un tel succès qu'il considère l'antipyrine comme un spécifique. Il l'emploie à la dose de 6gr,60 six fois par jour.

Le professeur Unna a employé l'antipyrine dans les maladies de la peau accompagnées de souffrance et elle calme le prurit.

Il la recommande particulièrement chez les enfants atteints d'urticaire papuleuse, siégeant généralement sur les extrémités, et dont le prurit est tel qu'il empêche ces enfants de dormir et peut provoquer des troubles graves de la santé. On peut attribuer cette urticaire à l'exagération de l'excitabilité réflexe des nerfs de la peau, et à l'hyperesthésie des nerfs sensoriels cutanés.

On prescrit l'antipyrine à l'intérieur, en même temps qu'on fait des onctions sur la peau avec une pommade naphtolée et qu'on prescrit des bains d'eau de goudron.

Dans tous les cas traités de cette façon, la démangeaison diminue dès les premiers jours et les enfants dorment. Unna conseille :

Antipyrine	2 grammes.
Sucre blanc	8 —

Un quart à une demi-cuillerée à café à prendre à la nuit.

L'antipyrine est encore fort utile dans l'urticaire simple, quand il n'existe pas de troubles digestifs, dans le prurit nerveux, le prurigo, l'érythème et les affections de la peau à type rhumatismal. Elle calme l'irritation de l'eczéma aigu. Unna cite, en outre, deux cas, l'un de pemphigus grave, l'autre de lichen ruber, qui furent guéris par ce traitement.

MM. les Drs E. Devic et Chatin ont traité trois malades atteints de coliques de plomb par l'antipyrine à la dose de 4 grammes par jour. Dans deux de ces cas, les résultats ont été très bons, et il s'agissait d'une première attaque et d'une seconde. Les douleurs ont cessé aussi rapidement que lorsqu'on emploie la belladone, et plus rapidement qu'avec toute autre médication.

L'antipyrine paraît donc agir aussi bien sur ceux qui sont profondément intoxiqués que sur ceux qui le sont légèrement.

Chez un troisième malade, dont les douleurs étaient très vives, on dut remplacer, sur les instances du malade, l'antipyrine par la belladone.

D'après le Dr E. Haffter, l'antipyrine peut arrêter les hémorrhagies nasales de façon rapide et sûre. Un tampon de coton est trempé dans une solution concentrée d'antipyrine, ou saupoudré de cet agent et introduit dans les narines. L'hémorrhagie cesse immédiatement et sans formation de caillots.

Mode d'emploi. — Peut être administrée en solution et on peut masquer son goût par de l'écorce d'oranges amères, et surtout en cachets, de 0gr,50 et 1 gramme.

Injection sous-cutanée :

Antipyrine	0gr,50
Eau distillée	1 gramme.

Doses. — Comme antipyrétique, de 50 centigrammes à 1 gramme à la fois, dose répétée toutes les quatre heures jusqu'à concurrence de 3 grammes dans la journée. — Comme styptique, en suppositoire, 1 gramme dans q. s. de beurre de cacao. — Comme analgésique, de 2 à 5 grammes par doses de 1 gramme. — En injection hypodermique, de 0gr,25 à 0gr,50 pour 1 gramme de liquide.

Antispasmine. — Combinaison chimique d'une molécule de narcéine sodique avec trois molécules de salicylate de soude.

M. Petit a donné la formule suivante d'une solution alcaline de narcéine :

Narcéine	1 gramme.
Potasse caustique	0gr,15
Eau distillée	100 grammes.

Le salicylate de soude n'augmente pas la solubilité.

Desc. — Cette substance se présente sous forme d'une poudre blanchâtre, légèrement hygroscopique, très soluble dans l'eau qu'elle colore faiblement en jaune. Sa solution est alcaline et contient environ 50 p. 100 de narcéine; elle est décomposée par un courant d'acide carbonique. Le même phénomène se produisant sous l'action de l'acide carbonique de l'air, il est important de conserver ce produit à l'abri de l'air et de l'humidité.

Prop. phys. — D'après le Dr Demme, de Berne, ce nouveau produit serait un hypnotique et un sédatif qui rendrait les plus grands services dans les états spasmodiques douloureux, d'où son nom d'*antispasmine*.

Prop. thér. — A faible dose, ce médicament est exempt des dangers que présentent les opiacés dans la médication des enfants.

On l'a employée avec succès dans la coqueluche et dans les toux convulsives, elle diminue l'excitabilité du larynx en agissant sur le nef laryngé supérieur. La dose est de 0gr01 à 0gr20 par jour chez les adultes.

Antispasmine	1 gramme.
Eau distillée d'amandes amères	10 grammes.

à prendre une à deux fois par jour 15 gouttes dans du sirop de groseilles ou dans de l'eau sucrée (E. Merck).

Contre la coqueluche et le spasme de la glotte chez les enfants.

Antispasmine	0gr,50
Eau distillée	ãã 30 grammes.
Cognac	
Sirop de mûres	

A prendre deux ou trois fois par jour une cuillerée

à soupe comme sédatif de la toux chez les adultes (E. Merck).

Antithermine. — Syn. — Acide phénylhydrazinlévulinique.

Prép. — On l'obtient en combinant l'acide lévulinique ou acétopropionique avec la phénylhydrazine. L'anhydride de cet acide, qui est seul employé, se prépare en chauffant cet acide à 170°.

Prop. thér. — Antithermique, analgésique, antiseptique et fébrifuge.

Mode d'emploi. Doses. — Cachets médicamenteux à la dose de 25 à 50 centigrammes.

Apocynum cannabium L. — Syn. — Chanvre du Canada.

Desc. — Plante de la famille des Apocynacées, qui croît dans l'Amérique du Nord, depuis la Caroline jusqu'à la baie d'Hudson.

Comp. — MM. Schmiedeberyet et Lavater en ont retiré deux substances rentrant dans la catégorie des médicaments cardiaques, et qu'ils désignent sous le nom d'*apocynine* et d'*apocynéine*.

L'apocynine, à petite dose, produit l'arrêt du cœur en systole, chez les grenouilles.

L'apocynéine est comparable à la digitaline, tant au point de vue de ses propriétés chimiques qu'au point de vue de son action physiologique.

Prop. thér. — La racine est employée, aux États-Unis, sous forme de décoction, comme diurétique et diaphorétique, contre l'hydropisie. A haute dose, elle agit comme éméto-cathartique. Elle est vermifuge. Employée contre la dyspepsie, la scrofule, le rhumatisme. La plante fraîche contient un suc laiteux qui enflamme les muqueuses. La plante entière sert à empoisonner des cours d'eau.

Mode d'emploi. Doses. — Teinture à 1/10, de 5 à 40 gouttes. — Poudre, 3 à 6 centigrammes. — Teinture à 1/5, 4 grammes. — Décoction, 10 grammes pour 250 grammes d'eau.

Apomorphine (**Chlorhydrate d'**). — Desc. — Soluble dans 40 parties d'eau et d'alcool, insoluble dans l'éther et le chloroforme. A l'air et à la lumière, le produit se colore en vert.

L'apomorphine est de la morphine, moins une molécule d'eau.

Prép. — On chauffe en tubes scellés à 110° pendant vingt-quatre heures du chlorhydrate de morphine avec de l'acide chlorhydrique. On précipite par de la potasse diluée. On reprend par l'alcool et on ajoute la quantité théorique d'acide chlorhydrique, puis on fait cristalliser.

Prop. thér. — Émétique non irritant, rapide, auquel on doit avoir recours en certains cas. Utilisé à petites doses, comme expectorant, dans la bronchite et l'asthme.

Mode d'emploi. Doses. — Injection hypodermique, à la dose de 5 à 10 milligrammes, comme émétique. — Potion expectorante, à la dose de 1 à 3 milligrammes.

Apone. — Syn. — Teinture de piment des jardins concentrée.

Prép. — On prépare ce médicament avec le *Capsicum annuum* ou le *Capsicum frutescens*, famille des Solanacées.

Prop. thér. — Usage externe : révulsif et épispastique, recommandé par le Dr V. Poulet, contre le rhumatisme articulaire et les phlegmasies, en frictions.

Usage interne : usité contre les hémorrhoïdes. Il

provoque une augmentation de sucs salivaire et gastrique. Il active les mouvements péristaltiques de l'intestin. Il combat avec succès la dyspepsie atonique et la manie.

Netchaëf recommande dans la pneumonie chez les alcooliques la formule suivante de *teinture* :

Teinture de capsicum annuum.....	4 grammes.
Eau	180 —

Sans influence sur la durée de la pneumonie, elle la rend plus bénigne, améliore l'appétit et procure un sommeil calme et profond.

M. J. Sawyer recommande la *teinture éthérée* de capsicum, pour faire des applications locales dans la goutte subaiguë ou chronique, les rhumatismes musculaires et chroniques, le catarrhe bronchique et la bronchite chronique.

Mode d'emploi. Doses. — Teinture simple :

Poudre de capsicum...............	1 gramme.
Alcool à 80°........................	25 —

Laissez macérer huit jours, exprimez et filtrez.

Teinture concentrée :

Capsicum en poudre..............	300 grammes.
Alcool à 90°.........................	Q. S.

En macération de vingt-quatre heures, de façon à obtenir par déplacement 900 grammes de produit.

On applique la teinture avec un pinceau sur les parties sur lesquelles on veut obtenir la rubéfaction. — A l'intérieur, de 3 à 10 gouttes contre la dyspepsie et de 10 à 20 gouttes contre les hémorrhoïdes.

Araroba. — Syn. — Poudre de Goa. Limousin en a fait le premier l'historique.

Desc. — Ce produit provient de Bahia (Brésil). On le trouve dans les fentes d'un arbre nommé *Angelim amargosa* ou *Andira araroba*, de la famille des Légumineuses.

Comp. — Limousin en a isolé la *chrysarobine*, produit identique à l'acide chrysophanique.

Prop. thér. — Employée avec succès contre l'herpès circiné, le psoriasis et autres affections cutanées.

Mode d'emploi. Doses. — Pommade, de 4 à 8 grammes de poudre pour 30 grammes d'axonge et de glycérine.

Argemone mexicana L. — Syn. — Pavot épineux, Chardon bénit des Antilles, Chicalote.

Desc. — Plante de la famille des Papavéracées, qui croît dans l'Amérique centrale et aux Antilles.

Part. empl. — Les graines, la plante entière, et l'huile fixe.

Comp. — La tige et les feuilles contiennent de la morphine en proportion telle qu'on pourrait songer à en extraire la morphine industriellement (Charbonnier, Ortega, Dragendorf). Les graines contiennent une huile fixe de densité 0,924.

Prop. thér. — L'huile est usitée dans beaucoup de pays comme purgatif, à la place de l'huile de ricin, à la dose de 10 à 20 gouttes. On emploie comme vomitif, au lieu de l'ipéca, et ne provoquant pas comme ce dernier de collapsus et des syncopes, soit l'huile à la dose de 20 à 35 gouttes, soit les graines à la dose de 8 à 10 grammes.

L'huile est encore employée en usage externe contre les insolations.

La tige et la racine, ainsi que leurs extraits, sont employées comme sédatives et hypnotiques, comme l'opium et son extrait.

Mode d'emploi. Doses. — Huile 10 à 20 gouttes, purgatif; 20 à 35 gouttes, vomitif. Extrait de plante 0,01 à 0,10. Baume d'argémone préparé avec des feuilles fraîches comme le baume tranquille.

Aristol. — Syn. — Biiodure de dithymol $C^{17}H^{18}I^{2}O^{2}$.

Prép. — On l'obtient en traitant une solution d'iode dans l'iodure de potassium par le thymol dissous dans la soude caustique. Il se forme un précipité rouge brun d'aristol, insoluble dans l'eau, peu soluble dans l'alcool, soluble dans l'éther.

Prop. thér. — Préconisé par MM. Erchoff et Boymond comme succédané de l'iodoforme; il agit énergiquement, sans action nocive et sans odeur, dans les maladies de peau comme le psoriasis; il ne colore pas la peau et ne produit pas de conjonctivite. Son effet est très bon sur les plaies et les brûlures, l'épithélioma, d'après le Dr Brocq.

Mode d'emploi. Doses. — Liniment mélangé à l'huile. — Pommade à la vaseline, à la dose de 10 p. 100. — Poudre employée comme topique en saupoudrant la plaie.

Aristolochia cymbifera Mart. — Syn. — Icipo, Milhombre.

Desc. — Plante de la famille des Aristolochiées, qui croît en Amérique du Sud.

Part. empl. — Racines, feuilles.

Comp. — Elle contient oléo-résine, tannin, gomme, amidon, principe amer analogue au gentisin.

Prop. phys. — Les docteurs Butte et Quinquaud ont étudié l'action physiologique; cette plante possède une action remarquable sur les nerfs, qui perdent leur pouvoir sensitif, la sensibilité disparaît; le pouvoir excito-moteur n'est pas influencé, le système nerveux du grand sympathique est impressionné (vomissements, diarrhée).

PROP. THÉR. — Préconisé par les docteurs Butte et Quinquaud contre les douleurs parfois intolérables des maladies cutanées. Ils emploient des lotions tièdes dans le prurit et l'eczéma sec; le lendemain les douleurs sont calmées. De plus, la racine est antihystérique, emménagogue, excitante, employée contre l'hydropisie, la dyspepsie, la paralysie, les maux d'estomac, les ulcères, les affections paralytiques des extrémités. On l'emploie encore contre l'impuissance génésique et les fièvres muqueuses.

MODE D'EMPLOI. DOSES. — Poudre de racine de 0gr,75 à 1 gramme, quatre à cinq fois par jour. Décoction à 30 grammes pour 1,000 d'eau, à la dose de 250 à 500 grammes par dose.

Asaprol. — DESC. — Corps blanc neutre, soluble dans l'eau et l'alcool.

PRÉP. — On combine la chaux avec le dérivé monosulfoné α du naphtol β.

PROP. PHYS. — Non toxique, s'élimine rapidement par les urines dont le volume est augmenté.

PROP. BACT. — Il retarde les cultures du bacille de la fièvre typhoïde, du choléra et du champignon de l'herpès tonsurant, à la dose de 10 centigrammes pour 5 centimètres cubes de bouillon. Il retarde les cultures de bactérie du charbon et du streptococcus aureus à la dose de 65 centigrammes, il retarde les cultures du bacillus pyocyanus à la dose de 30 centigrammes.

PROP. THÉR. — Le Dr Bang l'emploie comme antithermique dans la fièvre typhoïde et surtout dans le rhumatisme articulaire aigu.

DOSE. — On l'emploie à l'intérieur à la dose de 1 à 4 grammes.

Asclepias curassavica L. — SYN. — Blood-Flower.

Inde et Amérique du Sud.

PROP. THÉR. — Les houppes terminales des fleurs sont employées comme hémostatique et contre la gonorrhée.

Asclepias tuberosa L. — DESC. — Plante appartenant à la famille des Asclépiadacées, qui croît aux États-Unis, du Massachusetts à la Géorgie.

COMP. — Elle contient l'*asclépiadine*.

PARTIE EMP. — La racine.

PROP. THÉR. — Elle est diaphorétique et expectorante, sans être stimulante. A dose élevée, elle possède des propriétés cathartiques. Elle est employée pour combattre les congestions locales, dans la bronchite, le catarrhe, la pneumonie, la pleurésie, la diarrhée, les rhumatismes aigus et chroniques.

MODE D'EMPLOI. DOSES. — Poudre, de 1gr,30 à 4 grammes, plusieurs fois par jour. — Extrait fluide, de 1gr,80 à 7gr,20.

Asimina triloba Dun. — SYN. — *Anona triloba* L. Corossol trilobé. Asiminier.

DESCR. — Arbuste de la famille des Anonacées, qui croît dans l'Amérique du Nord.

COMP. — Contient un alcaloïde, l'*asiminine* (Lloyd), insoluble dans l'eau, soluble dans l'alcool et l'éther, assez semblable à la morphine par ses réactions.

PART. EMPL. — Feuilles et graines.

PROP. THÉR. — Les feuilles broyées sont usitées pour cicatriser les plaies. Les graines sont antipsoriques. L'asiminine est, d'après M. Bartholow, un anesthésique local, et possède une action sédative puissante, qui succède à une première période d'excitation. Elle ralentit le cœur, sans l'affaiblir.

Asteracantha longifolia Nees. — SYN. — *Hygrophila spinosa* And.

DESC. — Plante de la famille des Acanthacées. Elle croît dans l'Inde au Malabar.

PROP. THÉR. — La racine est un diurétique puissant, employé avec succès dans l'hydropisie, la gravelle et l'anasarque.

Les graines sont diurétiques, aphrodisiaques et contiennent beaucoup de mucilage.

MODE D'EMPLOI. DOSES. — Infusion concentrée (1 pour 7), à la dose de $1^{gr},80$ à $5^{gr},40$. — Décoction, 60 grammes pour 600 grammes d'eau, à la dose d'une 1/2 tasse à thé.

Atherosperma moschata Labill. — SYN. — Sassafras australien.

DESC. — Plante de la famille des Méliacées, qui croît en Australie et en Tasmanie.

PART. EMPL. — L'écorce, qui sert de thé aux Australiens.

PROP. THÉR. — Diaphorétique et diurétique, employé dans l'asthme et autres affections des poumons et dans quelques maladies de cœur. La décoction est tonique et antiscorbutique.

MODE D'EMPLOI. DOSES. — Teinture au 10e, de 30 à 60 gouttes par jour. — Huile essentielle, de 1 à 3 gouttes, toutes les six heures.

Azadirachta indica Juss., **Melia Azadirachta** L. — SYN. — Lilas des Indes, Patenôtre, Faux sycomore.

DESC. — Plante de la famille des Méliacées, qui croît dans l'Inde et dans la Chine.

PROP. THÉR. — Graines émétiques ; écorce antiputride, amère, anthelminthique, stimulante ; huile de graines antirhumatismale. On en fait usage dans les fièvres pernicieuses, les fièvres intermittentes, la débilité et les longues convalescences.

Mode d'emploi. Doses. — Teinture, comme tonique, de 2 à 8 grammes par jour; comme antipériodique, 4 grammes, toutes les deux heures avant les accès. — Décoction, comme antipériodique, de 15 à 300 grammes, toutes les deux heures avant la menace d'accès; comme tonique, 50 centigrammes, trois fois par jour.

Baptisia tinctoria R. Br. — Syn. — *Sophora tinctoria* L. Indigo sauvage.

Desc. — Plante de la famille des Légumineuses, qui croît aux États-Unis.

Comp. — Contient trois principes : la *baptisine*, glucoside amer; la *baptine*, glucoside purgatif; la *baptitoxine*, alcaloïde très toxique, agissant à la façon du curare.

Prop. thér. — A doses élevées, elle est émétocathartique; à doses modérées, elle est laxative. On l'emploie dans la scarlatine, la fièvre typhoïde, la gangrène et l'angine putride. Le Dr Stevens l'a employée avec succès contre la dysenterie.

La baptisine est un remède américain, obtenu en précipitant par l'eau la teinture de *Baptisia tinctoria*. Elle est usitée comme antiseptique, altérant, tonique, laxatif, émétique, suivant la dose, dans les affections du foie, l'érysipèle; elle peut déterminer l'avortement.

Mode d'emploi. Doses. — Décoction, 30 gr. pour 600 gr. d'eau. — Baptisine, 2 centigrammes comme tonique; 10 centigrammes comme laxatif; 20 centigrammes comme émétique. — Extrait fluide, de 3^{gr},60 à 14^{gr},50. — Teinture à 1/5, de 1^{gr},50 à 3^{gr},50.

Bela. — Syn. — Coing du Bengale.

Desc. — Fruit demi-mûr et desséché de l'*Ægle Marmelos*, de la famille des Aurantiacées. Ce fruit est une baie de la dimension d'une grosse orange, à peu près sphérique, mais aplatie aux extrémités; il est couvert d'une écorce ferme, et est formé de 10 à 15 cellules, contenant, outre les graines, un mucilage tenace, qui, desséché, est dur et transparent.

PROP. THÉR. — Les feuilles sont anti-asthmatiques. Le fruit est très astringent au goût, et la pulpe devient mucilagineuse au contact de l'eau; ses propriétés astringentes le rendent utile dans la diarrhée, la dysenterie, l'atonie de la muqueuse intestinale; il guérit sans occasionner la constipation.

MODE D'EMPLOI. DOSES. — A la dose de 30 à 60 grammes, toutes les deux ou trois heures. — Extrait fluide (*British Pharmacopeia*), à la dose de 4 à 8 grammes.

Dans les Indes anglaises, on emploie une décoction :

Fruit desséché....................	64 grammes.
Eau..............................	600 —

On fait bouillir jusqu'à réduction de 125 grammes.

Benzanilide. — Formule $C^6H^5CO - AzH - C^6H^5$.

DESC. — Poudre blanche, cristalline, insoluble dans l'eau, soluble dans l'alcool (58 parties d'alcool à 20° et 7 parties d'alcool bouillant), difficilement soluble dans l'éther.

PRÉP. — Résulte de l'action du chlorure de benzoïle sur l'aniline, ou de celle de l'acide benzoïque sur l'aniline, en proportions équivalentes et à ébullition.

PROP. THÉR. — Le Dr Kahn en a obtenu de bons résultats, comme antipyrétique, dans la thérapeutique infantile (pneumonie, méningite, phtisie, bronchites). D'après les expériences faites dans la série des anilides, la benzanilide, l'acétanilide, la salicylanilide sont seules actives et la benzanilide s'est montrée supérieure par l'absence d'effets consécutifs désavantageux.

DOSES. — On l'administre aux enfants à la dose de 10 à 60 centigrammes.

Benzeugénol. — $C^{18}H^{6},C^{14}HO^{4},C^{2}O^{4}O^{2}$.

SYN. — Éther benzoïque de l'eugénol.

DESC. — Cristaux incolores, inodores, amers, peu solubles dans l'eau, très solubles dans l'alcool chaud, le chloroforme, l'éther et l'acétone ; se colore en rouge pourpre avec l'acide sulfurique. Fond à 70°,5.

PRÉP. — On met en contact pendant 2 heures de l'eugénol et du chlorure de benzoïle à molécules égales, on chauffe légèrement, on reprend la masse par de l'alcool bouillant, on filtre et le benzeugénol pur se dépose par refroidissement.

PROP. THÉR. — L'eugénol, qui constitue la presque totalité de l'essence de girofles, jouit de propriétés antiseptiques analogues à celles des phénols et du gaïacol et on a proposé de le substituer à ce dernier dans le traitement de la tuberculose en injectant une solution de 10 p. 100 d'eugénol dans de l'huile d'olive stérilisée.

Quand on veut prescrire de l'eugénol par voie buccale on a été obligé, à cause de son goût désagréable, de faire le composé benzeugénol que l'on donne aux mêmes doses que l'eugénol et le gaïacol.

Benzonaphtol. — SYN. — Benzoate de naphtol, formule $C^{10}H^{7}O,C^{7}H^{5}O$.

DESC. — Le benzoate de naphtol cristallisé dans l'alcool se présente sous forme de petits cristaux microscopiques de couleur blanchâtre. On peut aussi l'obtenir en aiguilles prismatiques assez volumineuses par une cristallisation lente et ménagée. Sa saveur et son odeur sont nulles. Il est presque complètement insoluble dans l'eau ; à 22° 100 grammes de ce véhicule n'en dissolvent que 1 centigramme. La solubilité dans l'alcool est plus grande ; elle croît rapidement avec la température. Il fond à 110°.

Prép. — MM. Yvon et Berlioz ont obtenu ce corps. Dans un ballon de verre de 2 litres environ de capacité, et placé sur un bain de sable, on introduit 250 grammes de naphtol β pulvérisé et poids égal (ou mieux un peu supérieur, 270 grammes) de chlorure de benzoïle très pur. On chauffe d'abord lentement, de façon à porter peu à peu la température à 125°. La réaction s'établit d'une façon régulière ; on élève ensuite progressivement la température jusqu'à 170° et on la maintient à ce point pendant une demi-heure. Par refroidissement, le liquide se prend en une masse très dure constituée par du benzoate de naphtol mélangé avec du naphtol non combiné.

Pour purifier le produit, M. Yvon conseille de concasser le produit brut et de le faire dissoudre dans l'alcool à 90 degrés bouillant que l'on doit employer en quantité suffisante, environ huit à dix fois le poids des deux composants. On filtre bouillant et par refroidissement le benzoate de naphtol cristallise. On introduit la bouillie cristalline dans une allonge en verre et on l'essore à la trompe. On lave ensuite avec de l'alcool froid à 90 degrés, on essore de nouveau et on dessèche. Le benzoate de naphtol, ainsi obtenu, n'est pas suffisamment pur ; il faut procéder à une nouvelle cristallisation.

Prop. phys. — Le benzoate de naphtol β introduit dans le tube digestif se décompose en naphtol β qui reste dans l'intestin et en acide benzoïque qui est éliminé partie en nature, partie transformé en acide hippurique : l'élimination se fait sous forme de sels alcalins.

Prop. thér. — Les premiers essais thérapeutiques

ont été faits par M. le Dr Gilbert, médecin des hôpitaux. Le benzoate de naphtol s'est montré, au point de vue de l'antisepsie intestinale, tout aussi efficace que le bétol et, de plus, la toxicité de l'urine des malades diminuait dans une proportion considérable.

Le benzoate de naphtol β a sur le naphtol β l'avantage d'être dépourvu de toute saveur et action irritante : il présente, en outre, sur le bétol, une supériorité très marquée, puisqu'il est diurétique et que l'un des produits de sa décomposition, l'acide hippurique (provenant de la transformation de l'acide benzoïque), est un élément normal de l'urine.

Mode d'emploi. Doses. — Chez l'adulte, la quantité peut être portée à 5 grammes par jour et à 2 grammes chez l'enfant. Il est préférable d'administrer ce médicament à doses fractionnées, plutôt qu'à doses massives : un poids de 0,50cc (et même de 0,25) de benzonaphtol enfermé dans un cachet, ou donné en suspension dans un véhicule liquide (eau sucrée).

Benzoparacrésol. — Prép. — On le prépare en faisant agir le benzoate de soude sur le paracrésol en présence de l'oxychlorure de phosphore.

On fait cristalliser dans l'alcool bouillant le produit obtenu.

Desc. — Le benzoparacrésol cristallise en beaux cristaux à odeur éthérée peu accentuée. Point de fusion : 70 degrés.

C'est un corps très soluble dans l'éther, le chloroforme ; insoluble dans l'eau.

L'alcool à 95 degrés dissout environ 4 p. 100 à 20 degrés, et l'alcool à 60 degrés environ 15 centigrammes p. 100.

Prop. thér. — Ce corps, analogue au benzonaphtol et au benzosol, paraît devoir posséder une action antiseptique des plus sérieuses, puisque les crésols sont plus actifs que le phénol.

Benzoïl-tropéine. — Syn. — Tropsine.

Prép. — M. le Dr Giesel a retiré de la coca à petites feuilles de Java une nouvelle base, et Liebermann a montré que c'est le *benzoïl-φ-tropéine*, qui n'a aucune relation avec le groupe de la cocaïne, mais se rappproche, au point de vue clinique, de l'atropine.

Desc. — Pour les expériences, on a employé le chlorhydrate, l'alcaloïde étant insoluble dans l'eau; on lui donne par abréviation le nom de *tropsine*.

Prop. phys. — Les expériences sur les grenouilles ont fait voir les différences suivantes entre la tropsine et la cocaïne : son pouvoir toxique est moitié moindre que celui de la cocaïne. Elle produit une anesthésie locale beaucoup plus rapide. La susceptibilité individuelle varie dans d'étroites limites. L'animal revient plus promptement à lui qu'avec la cocaïne. Il n'y a pas de symptômes d'irritation.

Les expériences sur les lapins ont donné les résultats suivants : Susceptibilité individuelle légère à l'action toxique. Les centres nerveux sont souvent affectés différemment. Toxicité moitié moindre. L'action cardiaque déprimante est moins marquée, et le cœur peut reprendre ses battements sous l'influence de l'électricité.

Le professeur Schweigger, de Berlin, après plusieurs mois d'essais de la tropsine dans la chirurgie oculaire, donne les résultats suivants :

Une solution à 3 p. 100 produit une anesthésie complète de la cornée plus rapidement que la cocaïne. On peut pratiquer sans douleur l'iridectomie deux minutes après l'instillation de deux gouttes de solution dans l'œil.

Cette anesthésie se prolonge pendant trois à six minutes après chaque instillation, mais une nouvelle instillation ne la prolonge pas davantage. Pas de mydriase, ou légère. Jamais d'ischémie, mais parfois une légère hypérémie passagère, et une légère cuisson, quand on emploie la solution saline normale comme dissolvant. Aucun symptôme inquiétant.

Pour enlever de l'œil les corps étrangers, la tropsine, en raison de son action plus rapide, paraît préférable à la cocaïne.

Le docteur Silex, assistant de la polyclinique, a obtenu des résultats analogues et a pu faire, sans douleur, la ténotomie une demi-minute après l'instillation d'une solution de benzoïl-tropéine à 3 p. 100.

Bétol. — Formule $C^{20}H^{6}(I^{14}H^{6}O^{6})$.

Desc. — Soluble dans les huiles et l'alcool, il fond à 95°.

Prép. — Obtenu en faisant agir le naphtol β sur l'acide salicylique, en présence d'un déshydratant, comme l'oxychlorure de phosphore. Il joue chimiquement le rôle d'un éther analogue au salol.

Prop. thér. — Antiseptique et antipyrétique, préconisé contre la cystite, le catarrhe vésical et le rhumatisme articulaire, pour remplacer le salicylate de soude et l'acide phénique, à cause de sa non-toxicité relative.

Mode d'emploi. Dose.

Cachets laxatifs au bétol.

Salicylate de magnésie..............	10	grammes.
Bétol..............................	4	—
Craie préparée.....................	3	—

pour 20 cachets. Un avant chaque repas (Dr Huchard).

Cachets eupeptiques au bétol.

Bétol.........................	āā 4 grammes.
Pancréatine ou pepsine..........	
Noix vomique pulvérisée........	40 centigr.

pour 20 cachets. Un au milieu de chaque jour. (Dr Huchard.)

Cachets au bétol contre la diarrhée infectieuse.

Salicylate de bismuth...........	āā 5 grammes.
Charbon pulvérisé..............	
Bétol.........................	2 —

pour 10 cachets, 3 à 4 par jour. (Dr Huchard.)

La dose quotidienne du bétol peut varier entre 1 à 2 grammes par jour.

Bismuth (Benzoate de). — Prép. — On peut l'obtenir en précipitant une solution de nitrate acide de bismuth par une solution de benzoate de soude. On ne doit laver qu'une fois à l'eau distillée.

Prop. phys. — Se dédouble dans l'économie en sel de bismuth et en acide benzoïque, l'acide benzoïque s'élimine par les urines sous forme d'acide hippurique.

Prop. thér. — M. Vigier préconise le benzoate de bismuth comme antiseptique du tube digestif présentant sur le salicylate de bismuth l'avantage du dédoublement en un acide facilement assimilable (acide benzoïque), tandis que l'autre peut présenter quelques dangers quand le rein est malade.

Mode d'emploi. Doses. — En paquets ou cachets de $0^{gr},25$ à $0^{gr},50$, à la dose de 1 à 6 par jour.

Bismuth (β-naphtolate de).

Prép. — A une solution aqueuse de nitrate acide de bismuth on ajoute une solution de naphtol B dans l'alcool dont la proportion est calculée d'après les équivalents, on recueille le précipité sur un filtre, on le lave à l'eau et on le sèche.

Desc. — Il se présente sous la forme d'une poudre brune, neutre, inodore, non astringente, qui est insoluble dans l'eau et décomposée dans l'intestin en β naphtol évacué avec l'urine et bismuth qui s'élimine avec les selles (Dr Heiger).

Prop. thér. — Ce composé a été indiqué par le prof. Hueppe comme le meilleur antiseptique intestinal après le tribromophénate de bismuth. Il renferme 80 p. 100 d'oxyde de bismuth, et est également recommandé contre les diarrhées cholériques ou autres, par les docteurs Fencki, Schubenko et Blachstein.

Modes d'emploi. Doses. — Par paquets ou en cachets de 0 gr. 25 chaque fois; dose, 1 à 2 grammes par jour.

Bismuth (Tribromophénate de).

Prép. — On ajoute à une solution aqueuse de nitrate acide de bismuth une solution alcoolique de tribromophénol, poids pour poids; le précipité obtenu est recueilli sur un filtre, lavé, puis séché.

Desc. — Poudre jaune, neutre, insoluble, inodore et insipide; il n'est presque pas toxique et reste sans action sur les muqueuses et les organes de la digestion. Il contient 50 p. 100 de tribromophénol et 49,58 p. 100 d'oxyde de bismuth (Hegger).

Prop. phys. — Le professeur Hueppe a formé l'échelle suivante des combinaisons du phénol, quant à leur efficacité contre les bacilles virgules :

Tribromophénate de bismuth, naphtolate de bismuth, naphtolsalol, et naphtol α et β, crésalol, salol, sozoïodol.

Le tribromophénol tue également les bacilles du choléra, mais il a de nombreux inconvénients et ne peut être employé avec autant de sûreté que sa combinaison avec le bismuth.

PROP. THÉR. — D'après M. le Dr Hueppe, le tribromophénate de bismuth serait doué de propriétés antiparasitaires très énergiques.

Ce composé est préconisé comme remède contre le choléra par M. Hueppe, qui se base sur les expériences faites pendant la dernière épidémie de Hambourg.

La dose pour adulte est de 5 à 7 grammes par jour, en fractions répétées de 50 centigrammes.

La poudre se prend en cachets ou en prises.

Bleu de méthylène. — PROP. THÉR. — Préconisé par Erlich et Lippmann, comme analgésique ; MM. Combemale et François l'ont administré avec succès dans les névralgies simples ; avec des succès moindres dans les névrites et les douleurs de l'ataxie. Il a souvent donné de bons résultats dans les rhumatismes articulaires aigus et dans un cas de douleurs ostéocopes et d'hydarthrose traumatique. Deux heures après l'injection de ce composé, la douleur disparaissait et ne survenait que six à huit heures après. Aucun phénomène gênant ne fut signalé.

C'est un analgésique qui se fixe sur le cylindre-axe, en modifiant l'exagération morbide des fonctions sensitives du nerf.

Le bleu de méthylène étant une matière excellente pour colorer les plasmodies pathogènes de l'impaludisme (hématozoaires de Laveran), aussi bien sur les préparations desséchées que dans le sang frais, MM. Guttmann et Ehrlich ont eu l'idée d'employer cette substance comme médicament contre l'impaludisme même. Ils ont donc donné le bleu de méthylène à quelques malades atteints de fièvre intermittente à la dose de 50 centigrammes, par fraction de 10 centigrammes, toutes les trois heures, répétée pendant huit ou dix jours. Or, dès les premiers jours du traitement, la rate diminuait de volume et la guérison, après cinq ou six jours, pouvait déjà être considérée comme complète. Le seul désagrément de ce remède est de colorer les urines en bleu.

Le Dr Netchaiew l'emploie contre la néphrite aiguë et le mal de Bright.

Il fait prendre au malade trois cachets par jour, renfermant chacun 3 centigrammes de bleu de méthylène. Sous l'influence de cette médication, on constate dès le jour suivant la coloration bleue de l'urine et une augmentation de la quantité des urines.

Pendant les jours suivants, la quantité d'urine, qui était présentement de 850 à 900 centimètres cubes, arriva jusqu'à 3 600 centimètres cubes. Il vit en même temps s'amender d'abord, puis disparaître l'albuminurie, les cylindres hyalins, l'ascite, l'œdème, les phénomènes du côté du cœur et des poumons. La guérison complète fut obtenue dans ces trois cas au bout de neuf, douze et dix-sept jours de traitement.

Les Drs Boinet et Layet ont employé avec succès le bleu de méthylène à la dose de 0[gr],50 pendant 8 jours dans la blennorrhagie, l'écoulement cesse dès le huitième jour.

Bocagea Dalzelli Bl.

Desc. — Arbre de la famille des Anonacées qui croît dans les forêts de Travancore, dont les feuilles étroites, oblongues, brillantes, possèdent une saveur amère, astringente.

Comp. — Les feuilles renferment des acides tannique et gallique, ainsi qu'un principe cristallin voisin de la sinigrine qui, sous l'action de l'eau et d'un ferment particulier, dégage une odeur alliacée.

Prop. thér. — Les feuilles sont employées contre le rhumatisme aigu ou chronique.

Mode d'emploi. — Décoction ou infusion.

Boerhavia diffusa L. — Syn. — Ipéca.

Desc. — Plante de la famille des Nyctaginacées.

Prop. thér. — Laxative et stomachique, employée dans la jaunisse, l'ascite, la rétention d'urine, les inflammations internes, la goutte et les rhumatismes, l'anasarque et l'insuffisance rénale. Administrée comme expectorante dans l'asthme. Elle est aussi émétique.

Mode d'emploi. — Infusion, à la dose d'une cuillerée à café.

Bonduc. — Syn. — *Cæsalpinia Bonduccella* Flem. *Guilandina Bonduccella* L.

Desc. — Plante de la famille des Légumineuses-Cæsalpiniées, qui croît dans l'Afrique, l'Asie et l'Amérique tropicale.

Part. empl. — Les semences.

Comp. — Contient une résine, que l'on appelle *bonducine* et qui est le principe actif.

Prop. thér. — Ce médicament, mélangé à l'huile de ricin, est employé en applications contre l'hydrocèle. Il serait tonique et antipériodique; il agirait souvent aussi vite que la quinine.

Mode d'emploi. Doses. — On administre les semences, à la dose de 50 à 75 centigrammes, 2 fois par jour. — Teinture 1/5, 30 gouttes. — Poudre composée de bonduc et poivre noir, de 1 à 2 grammes, 3 fois par jour. — Bonducine, de 10 à 20 centigrammes.

Borate de quinoïdine. — Desc. — Poudre amorphe, jaunâtre, soluble dans 3 p. d'eau froide, ce qui rend cette solution préférable à celle du sulfate de quinine pour les injections hypodermiques.

Prép. — Combinaison de la quinoïdine brute avec l'acide borique.

Comp. — Contient 54 parties de quinoïdine sur 100.

Doses. — 1 gramme de borate de quinoïdine équivaut à 66 centigrammes de sulfate de quinine.

Boro-borax. — Prép. — On prépare la solution en chauffant parties égales de borax et acide borique.

Borax	10	grammes.
Acide borique	10	—
Eau distillée	100	—

Desc. — En évaporant le liquide on obtient des cristaux de réaction neutre; soluble dans l'eau froide à 16 p. 100, à la température du corps à 30 p. 100 et à l'ébullition 70 p. 100.

Prop. thér. — Au point de vue chirurgical cette préparation présente beaucoup d'avantages à cause de sa solubilité. Les solutions saturées à froid peuvent être employées avantageusement dans les maladies d'oreilles.

Boussingaultia baselloides. H. B. K. — Desc. — Plante de la famille des Chénopodées-Baselliacées, qui croît dans l'Amérique du Nord.

Part. empl. — Les racines.

Prop. thér. — Styptique énergique, dans les cas d'hémorrhagie utérine après l'accouchement.

Mode d'emploi. Doses. — Décoction, 90 grammes de racines pour 500 grammes d'eau; une petite tasse, trois fois par jour dans les cas graves; une fois seulement, le soir, dans les cas ordinaires.

Bromamide $C^6H^4AzBr^4$. — Desc. — Petites aiguilles incolores, inodores et insapides, insolubles dans l'eau, solubles dans l'alcool bouillant, l'éther, le chloroforme et les huiles. Il fond à 117° et se volatilise à 155° sans altération.

Le bromanide contient 75 p. 100 de son poids de brome.

Prép. — On l'obtient en faisant agir l'ammoniaque sur le bromure d'éthylène bromé.

Prop. thér. — Ce produit, préparé pour la première fois par MM. Fischedike et Kœcling, de New-York, a été proposé comme antithermique et analgésique. M. Auguste Cailli a pu l'administrer à des lapins à la dose de 2 grammes, sans provoquer d'accidents; ce médicament semble agir d'une façon toute particulière comme analgésique, dans les douleurs névralgiques, ainsi que dans les coliques menstruelles ; enfin chez les fébricitants, il abaisse la température, sans accompagnement de sueurs, comme on en observe après l'absorption de la plupart des antithermiques.

Doses. — 75 centigrammes à 1gr,25 chez les adultes, 6 à 20 centigrammes chez les enfants.

Bromoforme. — C^2HBr^3.

Desc. — Liquide, incolore. Il se dissout difficilement dans l'eau froide, facilement dans l'eau chaude, l'alcool et l'éther.

Prép. — On l'obtient en traitant l'alcool par le bromure de chaux, en faisant agir le brome sur les citrates ou malates alcalins.

Prop. phys. — Il produit la narcose, mais à un degré moindre que le chloroforme, sans provoquer de vomissements. La période d'excitation est moins accusée et l'anesthésie est plus durable.

Le bromoforme est un agent anesthésique et hypnotique. En prolongeant l'inhalation, on peut maintenir, aussi longtemps qu'on le veut, les animaux endormis, sans crainte de voir survenir des troubles de la respiration ou de la circulation (Dr Hénocque).

Trois opérations furent faites sur des malades anesthésiés par le bromoforme : il ne survint aucun accident fâcheux, ni pendant, ni après la narcose.

Les enfants bromoformés mangent en se réveillant, et s'endorment peu après, sans éprouver de malaise.

PROP. BACT. — Il est très antiseptique. Une solution à 1 p. 100 tue les bactéries.

PROP. THÉR. — Ce médicament exerce une action irritante sur les muqueuses conjonctives et laryngo-pharyngiennes. M. Stepp l'a employé dans soixante-dix cas de coqueluche, et au point de vue prophylactique, aurait obtenu de bons résultats.

MODE D'EMPLOI. DOSES. — De 10 à 30 centigrammes, chez les enfants ; de 1 gramme à 1gr,50, chez les adultes.

M. Stepp recommande la dose quotidienne, suivant l'âge, de 5 à 20 gouttes, sous la forme suivante :

Bromoforme....................	10 gouttes.
Alcool........................	3 à 5 grammes.
Eau...........................	100 —
Sirop.........................	10 —

Une à deux cuillerées par heure.

La solution bromoformée est prise avec plaisir par les enfants, malgré sa forte odeur de brome.

Pour arriver à des résultats durables, il faut l'administrer régulièrement à des doses en rapport avec l'âge du malade et la gravité du cas.

Bromol. — SYN. — Tribromophénol.

DESC. — Poudre de couleur jaune citron, de saveur astringente, d'odeur spéciale et non désagréable.

Insoluble dans l'eau. Soluble dans l'alcool, l'éther, le chloroforme, la glycérine, les huiles fixes et essentielles.

PRÉP. — On l'obtient en saturant de brome l'acide phénique.

PROP. PHYS. — Peu toxique; donné sans inconvénient à la dose de 0,80 à un chien; antiseptique assez énergique.

PROP. THÉR. — Préconisé par le Dr Rademaker, de Louisville, à cause de ses propriétés antiseptiques, dans le traitement de la diphtérie et le pansement des plaies et ulcères.

Administré en usage interne dans le choléra infantile, la fièvre typhoïde et abcès du poumon à la dose de 5 à 15 milligrammes.

MODE D'EMPLOI. DOSES. — Pommade :

Bromol	4 grammes.
Vaseline	30 —

Mixture :

Bromol	5 grammes.
Huile d'olive	150 —

Cachets médicamenteux de 0gr,01 à la dose de 1 à 2 fois par jour.

Bromopyrine. — Dérivé de l'antipyrine.

DESC. — La bromopyrine cristallisée dans l'eau chaude est en petites aiguilles fines; dans l'alcool dilué chaud, elle cristallise en aiguilles blanches et luisantes. Elle est presque insoluble dans l'eau froide et difficilement soluble dans l'eau chaude, mais très facilement soluble dans l'alcool et le chloroforme : son point de fusion est 114°.

PROP. THÉR. — On ne possède pas de renseignements bien précis sur son action. (E Merck.)

Bromure d'éthyle. — DESC. — Liquide très volatil, incolore, à odeur particulière qui entête. Densité 1,419.

Prép. — On l'obtient en mélangeant de l'alcool, du phosphore rouge et du brome et en distillant le mélange.

Prop. thér. — Produit l'anesthésie en deux ou trois minutes, ne donne pas d'irritation aux voies respiratoires, employé surtout en gynécologie et pour les petites opérations. On le prescrit en anesthésie locale contre les névralgies, les sciatiques.

Modes d'emploi. Doses. — Pris en inhalations comme le chloroforme ou pulvérisé sur les parties à anesthésier.

Bromure d'éthylène. — $C^4H^4Br^2$.

Desc. — Liquide incolore, d'odeur agréable, de saveur sucrée, bout à 21°, se congèle à 0°.

Prép. — On l'obtient en faisant passer un courant de gaz éthylène pur dans du brome et en ayant soin de refroidir le flacon dans lequel s'opère la réaction.

Prop. thér. — M. le Dr Donath recommande cette préparation bromurée dans l'épilepsie pour éviter les inconvénients inhérents au bromure de potassium et qui se manifestent surtout quand on l'administre à dose très élevée. Les résultats obtenus sont satisfaisants, et ce médicament est appelé à rendre des services signalés toutes les fois que, pour une cause ou une autre, le bromure de potassium sera contre-indiqué.

Mode d'emploi. Doses. — Par suite de l'insolubilité du bromure d'éthylène dans l'eau, M. Donath l'a donné en émulsion huileuse à 5 p. 100 :

Bromure d'éthylène..	5 grammes.
Huile d'olive........	q. s. p. f. une émulsion à 5 0/0.

A donner (aux adultes), 2-3 fois par jour, 30 gouttes

environ dans 1/3 de verre d'eau sucrée; chaque troisième jour on élève la dose jusqu'à atteindre 40, 50, 70 gouttes par dose. Les enfants de dix, douze ans commencent par des doses de 10, 20 gouttes répétées 2 fois en 24 heures. Ces doses correspondent à 0gr,1 0gr,3 de bromure d'éthylène (2-3 fois par jour). La dilution avec l'eau sucrée ou avec du lait est indispensable, le bromure d'éthylène en émulsion huileuse à 5 p. 100 irritant fortement la muqueuse stomacale. On peut se servir aussi de la préparation suivante :

Bromure d'éthylène.............	ãã 5 grammes.
Alcool.........................	

A prendre, 2-3 fois par jour 5, 10, 15 gouttes dans 1/3 d'eau sucrée. Agitez énergiquement la solution avant d'en faire usage.

Aux sujets très irritables on peut prescrire des capsules gélatinées dont chacune contient :

Bromure d'éthylène...................	III gouttes.
Huile d'amande douce...............	VI —

A prendre, 2 ou 3 fois pour jour, 2 à 4 capsules.

Bryonia dioica Jacq. — Desc. — Plante de la famille des Cucurbitacées.

Syn. — Couleuvrée, Navet du diable, Vigne blanche, Vigne du diable.

Comp. — Contient un alcaloïde, la *bryonine*, et un glucoside, la *bréine*, isolé par M. Petresco, de Roumanie.

Prop. thér. — Les propriétés purgatives et diurétiques de la bryone sont connues depuis longtemps.

M. Huchard recommande son emploi dans le traitement de la coqueluche, des affections fébriles et des phlegmasies de l'appareil circulatoire; il donne la bryone en poudre, en décoction, en teinture, en vin.

M. le Dr Petresco préconise la bryone et surtout la bréine comme hémostatique dans le traitement des hémoptisies, des hématomes, des hémorrhagies post partum. Il l'administre sous forme d'extrait fluide ou de glucoside.

M. Cazenave de la Roche l'a employée avec succès dans les phlegmasies des séreuses articulaires et splanchniques ainsi que dans les rhumatismes.

Mode d'emploi. Doses. — Poudre à la dose de 50 grammes à 5 grammes par jour, décoction (8 grammes par 1000). Teinture à 1/5 de 2 à 5 gr. Vin (50 grammes pour 1 litre de vin de Grenache) à la dose de 30 à 60 grammes. Extrait fluide à la dose de 2 à 3 grammes, bréine de 1 à 2 centigrammes.

Butea frondosa Roxb. — Desc. — Arbre de la famille des Légumineuses-Papilionacées, qui fournit le *kino*.

Prop. thér. — Les graines sont apéritives et anthelminthiques, quand elles sont données dans du miel. A l'extérieur, mélangées à des astringents et à du sel, elles ont la propriété de faire disparaître les taches blanches de la cornée. Mélangées au jus de citron, elles sont utiles contre l'herpès et la gale.

Les feuilles sont astringentes, toniques et aphrodisiaques et guérissent les brûlures et les boutons. On l'emploie aussi à l'intérieur contre les coliques venteuses, les vers et les hémorrhoïdes.

Les fleurs sont astringentes, dépuratives, diurétiques, aphrodisiaques; appliquées en cataplasmes, elles résorbent les petites tumeurs, ramènent les règles et augmentent la diurèse.

La gomme de l'arbre est astringente et recommandée contre le ptérygion et les opacités de la cornée.

Dose. — La dose des graines pulvérisées est de

1 cuillerée à bouche, deux fois par jour, comme vermifuge.

Butyl-Chloral. — SYN. — Croton-Chloral. — Formule C^4HCL^3O. Corps découvert par Kramer et Pinner.

PRÉP. — On l'obtient en faisant passer un courant de chlore dans l'aldéhyde, maintenu au début dans un mélange réfrigérant. L'action, d'abord très vive, devient ensuite moins intense et, vers la fin de l'opération, il faut élever la température à 100°. Il se dégage incessamment d'abondantes vapeurs d'acide chlorhydrique. L'opération terminée, le liquide est soumis à la distillation fractionnée ; on recueille le produit qui distille entre 163° et 165°, qui n'est autre que le butyl-chloral.

La condition indispensable pour arriver à un bon résultat, c'est de faire agir le chlore en excès, jusqu'à ce que son action soit épuisée.

PROP. PHYS. — Administré à l'intérieur, le butyl-chloral produit rapidement le sommeil, comme son congénère, mais il a ce grand avantage, d'après M. O. Liebreich, de ne jamais produire le ralentissement du pouls et de la respiration.

Le même auteur lui accorde encore une innocuité parfaite pour l'estomac et les autres organes.

PROP. THÉR. — M. O. Liebreich le considère comme un des médicaments les plus efficaces pour combattre les névralgies faciales, la douleur cessant bien souvent avant l'invasion du sommeil. Les douleurs névralgiques dépendant de la cinquième paire sont supprimées par ce médicament.

En France, il a été étudié et expérimenté par MM. Worms et Weill et M. Bouchut. Les deux premiers ont constaté l'exactitude des faits avancés par M. O. Liebreich en ce qui concerne son action et le

Dr Bouchut conclut ainsi : « Pour les personnes qui ne voudront que dormir, le butyl-chloral pourra être administré ; mais si l'on veut anesthésier, il devra être mis de côté. »

D'après Hare il est supérieur au chloral dans les insomnies suivies de névralgies des nerfs crâniens ; il soulage les névralgies dues à des causes dentaires : il réussit assez bien dans la migraine simple et ophtalmique.

A doses égales, le butyl-chloral est inférieur au chloral et moins actif que lui.

Mode d'emploi. Doses. — Potions. — Pilules. — Lavements. — En injections sous-cutanées, il produit des escharres. — Solution :

Butyl-chloral hydraté	10	grammes.
Alcool	10	—
Glycérine	20	—
Eau distillée	120	—

Une cuillerée de cette solution contient environ un gramme de butyl-chloral.

On en administre une ou deux cuillerées par jour, contre les névralgies faciales.

Cactus grandiflorus L. — Desc. — Plante de la famille des Cactacées.

Comp. — W. Sultan a isolé le principe actif, la *cactine*.

Prop. thér. — Employée contre les palpitations de cœur (O'Méara, Huchard).

D'après M. Myers, la cactine augmenterait l'énergie des contractions musculaires du cœur, ainsi que la tension artérielle ; elle agirait aussi sur le système nerveux et particulièrement sur la substance grise de la moelle, dont elle exagérerait l'excitabilité réflexe. Sous ce rapport, son action se rapprocherait de celle de la strychnine.

D'après ces données physiologiques, la cactine conviendrait pour combattre l'atonie cardiaque d'origine nerveuse, non compliquée de lésions valvulaires. Elle rendrait également de grands services dans les accidents cardiaques liés à l'intoxication nicotinique.

A l'inverse de la digitale, la cactine pourrait être administrée d'une manière continue, sans danger d'accumulation et sans qu'il se produise de troubles gastriques.

Employé par les Drs Huchard et O' Méara, dans les affections organiques du cœur, le cactus paraît rendre des services, quand la digitale, le strophanthus et les autres médicaments cardiaques n'ont pas réussi. Cette plante est surtout utile dans les palpitations du cœur hypertrophié par suite d'un exercice musculaire prolongé et excessif, ou quand l'hypertrophie n'est plus compensatrice, surtout dans la régurgitation aortique. Dans les régurgitations aortiques non compliquées, on n'emploie pas généralement la digitale, parce qu'elle prolonge la période diastolique ou tend à augmenter la dilatation du ventricule gauche, et par suite gêne le cœur, en augmentant la tension artérielle. Le cactus, en renforçant la systole, tend à diminuer la diastole et vient ainsi en aide au cœur par deux voies, sans avoir d'action, comme la digitale, sur les centres vaso-moteurs.

Le cactus n'est pas aussi utile dans la régurgitation mitrale et dans la dilatation des parois du cœur ; ici la digitale l'emporte de beaucoup, mais si parfois la digitale ne réussit pas, on peut tirer quelque bénéfice de l'emploi du cactus. Le grand avantage du cactus, c'est qu'on n'a jamais observé d'effets d'accumulation ni d'action nuisible à l'estomac.

D'après Pitzer, le cactus réussit fort bien contre l'épuisement sexuel, en relevant l'action du plexus cardiaque des sympathiques et en améliorant la nutrition cardiaque.

Le Dr Williams dit que le cactus agit surtout sur les nerfs accélérateurs du cœur, sur les ganglions sympathiques en abrégeant la diastole et en stimulant les centres nerveux spino-moteurs. Il est indiqué dans l'abus du thé, du tabac, de l'alcool et de la morphine.

Harvey et Bird le recommandent dans le rhumatisme chronique et subaigu, surtout lorsque les articulations sont prises, dans le but de prévenir les complications cardiaques ou d'améliorer l'état du cœur.

Pour Engestd, c'est presque un spécifique de l'angine de poitrine ou tout au moins de certains cas qui sont dus à une défaillance partielle du cœur, car il diminue les douleurs en donnant au cœur les moyens de maintenir la tension artérielle, sans se fatiguer, et en tonifiant les centres vaso-moteurs.

Mode d'emploi. Doses. — Teinture 1/5 de cactus, de 10 à 40 gouttes, 3 fois par jour. — Extrait fluide, de 5 à 20 gouttes. — Dose maxima de cactine : 5 milligrammes.

Caféine. — Syn. — Théine. — Découvert par Rungle. — Formule $C^{16}H^{10}Az^{4}O^{4}$.

Desc. — Alcaloïde du café, du thé, que l'on rencontre dans la noix de kola et le guarana; fusible à 180°, volatile à 300°. Forme des sels, citrate, lactate, malate, valérianate, benzoate et salicylate de caféine.

Prop. phys. — A fortes doses (30 à 50 centigr.), elle détermine quelques phénomènes d'excitation nerveuse et vasculaire; à petites doses, elle produit un léger assoupissement, suivi d'une faible stimulation circulatoire, favorable à l'exercice des fonctions animales.

PROP. THÉR. — Le Dr Huchard rappelle les propriétés toniques, stimulantes et diurétiques de la caféine, qu'il considère comme un excellent cardiaque et un puissant diurétique (Lépine, Gubler, etc.).

Les injections de caféine abaissent la température dans la fièvre typhoïde, et combattent les phénomènes de dépression générale. M. Huchard les conseille dans le choléra.

MODE D'EMPLOI. — Les formules que nous donnons sont dues à M. Tanret, qui s'est préoccupé de trouver des préparations ne laissant pas déposer la caféine.

A l'intérieur, potion :

Eau distillée	300 grammes.
Benzoate de soude	āā 5 —
Caféine	

De deux à cinq cuillerées à bouche, par jour.

Pour éviter les accidents gastriques que provoque souvent ce médicament pris par la bouche, si cette potion n'est pas bien supportée, on a recours aux injections hypodermiques.

Benzoate de soude	3 gr. 40
Caféine	2 gr. 50
Eau distillée	5 gr. 40 ou q. s.

Pour faire 10 centimètres cubes. Chaque centimètre cube contient 25 centigrammes de caféine.

On peut remplacer le benzoate par le salicylate et le cinnamate de soude.

Voici une autre formule d'injections sous-cutanées :

Benzoate de soude	āā 1 gramme.
Caféine	
Eau distillée	3 —

Une seringue de Pravaz contient 25 centigrammes du médicament.

Doses. — A l'intérieur, de 20 à 80 centigrammes. En injections hypodermiques, 60 centigrammes avec 1 gramme de benzoate de soude et 6 grammes d'eau distillée.

Caféine chloral. — Prép. — Le chloral possède à un haut degré la propriété caractéristique de tous les aldéhydes de se combiner avec quelques substances chimiques jouissant de propriétés faiblement basiques, comme la formamide, l'urée, le cyanogène,

Desc. — Cette combinaison se présente sous forme de paillettes incolores, brillantes, facilement solubles dans l'eau.

Prop. thér. — La combinaison de chloral et de caféine constitue un médicament pouvant être utilisé pour combattre la constipation et pour calmer certains phénomènes douloureux.

Mode d'emploi. Doses. — La solution aqueuse de caféine choral a été employée par le prof. Ewald, de Berlin, en injections hypodermiques, à la dose de 18 à 38 centigrammes en une fois. La dose maxima pour une journée était de 35 à 80 centigrammes. Ces injections sont assez bien tolérées, mais elles déterminent une sensation légère de brûlure qui persiste pendant trois heures environ.

Caju. — Syn. — *Anacardium occidentale* L., Cajuero, Écorce antidiabétique.

Desc. — Plante de la famille des Térébinthacées, qui croît au Brésil, dans l'Amérique centrale et aux Antilles.

Comp. — Le péricarpe des noix contient une huile; c'est le *cardol*, $C^{21}H^{31}O^{2}$.

Prop. thér. — On emploie l'écorce dans le diabète insipide, en macération; autant que possible, le malade s'abstiendra de boire.

On emploie la noix en application contre les dermatoses rebelles (eczéma, psoriasis).

Le Dr Cazenave de la Roche la préconise à l'intérieur contre l'impuissance et surtout contre la débilité consécutive aux grandes maladies. Il a remonté beaucoup de malades atteints de l'influenza, en employant la teinture.

Le cardol, ou huile de péricarpe, est caustique et vésicant. On le recommande en application externe contre la lèpre et les ulcères graves. On doit le manier avec prudence; mais il n'a pas d'action vésicante sur le tube digestif.

Mode d'emploi. Doses. — On fait macérer pendant vingt-quatre heures 30 grammes d'écorce dans 250 grammes d'eau. Doses : un petit verre à vin, 3 à 4 fois par jour. Si au bout de trois à quatre jours, il n'y a pas d'amélioration, on ajoute 10 grammes d'écorce à la macération. — Teinture de noix 1/5, à la dose de 2 grammes dans une potion. — Teinture de cardol à 1/10, de 2 à 10 gouttes, comme vermifuge.

Calotropis gigantea R. Br. — Syn. — Mudar, Mercure végétal.

Desc. — Plante de la famille des Asclépiadées, qui croît dans l'Inde et les îles Moluques.

Prop. thér. — Tonique, altérant diaphorétique, émétique à haute dose.

On l'emploie contre la syphilis, la paralysie, l'épilepsie, les vers, l'herpès, le rhumatisme, la fièvre intermittente, la fièvre hectique, les morsures de serpent, la lèpre, la dysenterie. Le suc laiteux, qui est âcre, sert comme dépilatoire dans la teigne tonsurante; il est employé aussi pour calmer les douleurs des dents cariées.

Mode d'emploi. — Poudre de la racine, comme

tonique altérant à la dose de 25 à 30 centigrammes, 2 fois par jour en cachets médicamenteux. — Poudre d'écorce, comme émétique, à la dose de 2 à 4 grammes.

Camphorique (Acide). — Formule $C^{20}H^{16}O^{8}$.

Prép. — On chauffe du camphre dans 10 fois son poids d'acide azotique de densité 1,27, dans un réfrigérant à reflux jusqu'à ce qu'il n'y ait plus de vapeurs rutilantes. On distille l'acide azotique, on sature de carbonate de soude et on précipite par l'acide chlorhydrique.

Prop. thér. — C'est un médicament propre à combattre les sueurs des phtisiques ou les sueurs ordinaires. Les sueurs normales trop abondantes sont supprimées par l'emploi d'une solution alcoolique. Le Dr Leu a obtenu des résultats satisfaisants en faisant prendre aux phtisiques de 2 à 5 grammes d'acide camphorique. L'effet ne se produit souvent que le lendemain, mais son action persiste..

D'après le Dr Combemale, l'acide camphorique réussit contre les sueurs pathologiques, rhumatisme, fièvre typhoïde à forme sudorale, cavernes syphilitiques, dyspepsie. De plus il possède des propriétés antiseptiques ou plutôt destructives des produits solubles microbiens (ptomaïnes, leucomaïnes). L'acide camphorique agirait aussi sur les diarrhées ordinaires et les diarrhées diphtéritiques en calmant les douleurs de l'entérite tuberculeuse.

M. Bohland, s'appuyant sur le fait que l'acide camphorique s'éliminait rapidement par les urines, l'a employé dans le traitement des maladies des voies urinaires, et surtout dans la cystite. Il arrête la fermentation ammoniacale, et modifie heureusement les phénomènes inflammatoires. Il agit surtout dans la cystite chronique consécutive aux lésions de la moelle, mais il n'a aucune efficacité sur les cystites aiguës.

Dans ce cas, il prescrit des cachets de 1 gramme, au nombre de trois ou quatre par jour, à intervalles réguliers.

D'après Hartleib, des gargarismes avec une solution à 1 p. 100 d'acide camphorique ont rendu des services dans l'angine et la pharyngite catarrhale.

Mode d'emploi. Doses. — On emploie la solution alcoolique ou les cachets à la dose d'abord de 2 grammes, puis de 4 à 5 grammes en deux fois.

Cancroïne. — Le prof. Adamkiewicz a donné ce nom au médicament qu'il prépare pour le traitement des affections cancéreuses.

Prép. — On obtient ce produit en divisant convenablement les tissus cancéreux, dont on fait ensuite une pâte en broyant la masse avec de l'eau stérilisée. On filtre et on recueille un liquide opalescent de réaction faiblement alcaline et qui possède des propriétés toxiques.

Prop. thér. — L'auteur emploie également, sous le nom de *cancroïne*, une solution à 50 p. 100 de neurine neutralisée par l'acide citrique, solution à laquelle il ajoute un peu de phénol.

Prop. phys. — La cancroïne ne serait, d'après l'auteur, qu'un produit de l'activité d'organismes existant dans les tissus malades, organismes auxquels il donne le nom de *sarcolythes*. Cette cancroïne ressemblerait beaucoup, tant physiquement que physiologiquement, à la neurine.

Mode d'emploi. Doses. — L'auteur pratique au moyen de cette solution des injections sous-cutanées et provoquerait ainsi la destruction des organismes qu'il considère comme étant la cause des affections cancéreuses. Il s'agirait donc ici d'une sorte de vaccination.

Cannabis indica Lam. — Desc. — Plante de la famille des Ulmacées, qui croît dans l'Inde et en Perse.

Prop. thér. — On l'emploie, dans l'Inde, contre le tétanos, le delirium tremens, les convulsions des enfants, les maladies nerveuses, l'asthme et la coqueluche. D'après Arronson, l'alcoolé donne de bons résultats comme anesthésique local, surtout pour l'extraction des dents.

On l'a préconisé, en obstétrique, pour hâter le travail de la parturition, dans le cas d'atonie de l'utérus.

Mode d'emploi. Doses. — Tannate de cannabine, de 7 à 25 centigrammes. — Extrait, de 5 à 10 centigrammes. — Teinture, de 5 à 30 gouttes.

Cantharidate de cocaïne. — Prép. — Le cantharidate de cocaïne est un mélange imaginé par A. Hennig de cantharidate de soude avec 1 p. 100 de chlorhydrate de cocaïne.

Desc. — Poudre blanche amorphe, inodore, de saveur âcre et piquante, peu soluble dans l'eau froide, facilement soluble dans l'eau chaude et complètement insoluble dans l'alcool, l'éther et la benzine.

Prop. thér. — Cette préparation est employée en injections hypodermiques contre la tuberculose laryngée et les affections catarrhales chroniques des voies respiratoires supérieures. Elle présente, sur les injections aux cantharidates ordinaires, l'avantage d'être absolument indolore. Hennig emploie deux solutions à $0^{gr},075$ et $0^{gr},15$ pour 50 grammes d'eau chloroformée. On opère deux injections avec la première solution et une avec la seconde (soit $0^{gr},0001$ cantharidine). On peut atteindre la dose de $0^{gr},0004$, parce que des doses plus fortes (jusqu'à $0^{gr},001$) ont été supportées par les reins et l'intestin.

Cantharidate de potasse. — $C^{20}H^{12}K^{2}O^{10}$.

PRÉP. — Dans un ballon de 1 litre on chauffe au bain-marie 0gr,40 d'hydrate de potasse avec 20 cc. d'eau distillée jusqu'à ce que le liquide soit devenu clair. On complète ensuite le litre en ajoutant de l'eau distillée peu à peu et en chauffant.

PROP. THÉR. — Le professeur Liebreich préconise ce médicament contre la tuberculose et surtout pour en calmer la toux incessante de la première période; quand il n'y a pas de lésion du rein, il n'y a aucun accident de congestion du rein lorsque l'on opère avec ménagement.

MODE D'EMPLOI. DOSES. — Cette solution s'emploie en injections sous-cutanées. On commence par la dose de 1 milligramme et on élève la dose au cours du traitement jusqu'à 2 milligrammes. On laisse un jour de repos entre chaque injection.

Capsella bursa pastoris Moench. — SYN. — Bourse à pasteur.

DESC. — Plante de la famille des Crucifères, qui croît en Europe au bord des chemins et des rivières.

PART. EMPL. — La plante entière.

COMP. — Contient une huile essentielle sulfurée.

PROP. THÉR. — M. E. Merck présente ce produit sous forme d'extrait fluide comme un bon hémostatique.

Le Dr Oefele emploie l'extrait fluide de plante fraîche dans les hémorrhagies; cette préparation ne produit aucun malaise, elle agit aussi favorablement que l'hydrastis canadensis, dont elle n'a pas le goût désagréable.

MODE D'EMPLOI. DOSES. — Extrait fluide américain, à la dose de 10 grammes dans un julep gommeux. Dose maxima en vingt-quatre heures, 30 grammes.

Carapa guianensis Aubl. — Syn. — Noix de Crab, *Carapa touloucouna.*

Desc. — Plante de la famille de Méliacées, qui croît à la Guyane et au Sénégal.

Comp. — On retire des graines une huile concrète, de consistance de beurre, onctueuse au toucher, jaune, de saveur amère.

Prop. thér. — L'huile est très employée par les naturels contre les affections cutanées, les piqûres de moustiques et de mouches. Les fruits sont émétiques. L'écorce est amère, tonique et fébrifuge.

Carbolate de camphre. — Syn. — Camphre phéniqué.

Prép. — On sature de camphre une solution à 95 p. 100 d'acide phénique liquide.

Prop. thér. — Étudié par M. le Dr Soulès, puis par le Dr Cochrane. Il possède les propriétés antiseptiques du phénol et les propriétés sédatives carminatives du camphre. Il n'a pas la causticité de l'acide phénique.

Mode d'emploi. Doses. — Usage externe : camphre phéniqué, comme caustique, en attouchement sur les plaques diphtéritiques et les plaies fongueuses.

Usage interne : capsules gélatineuses, contenant 10 gouttes de carbolate de camphre.

Cardine. — Prép. — Extrait pharmaceutique de cœur préparé de la façon suivante par M. W. A. Hammond :

Mille grammes de cœur de bœuf coupé en menus fragments, préalablement lavé dans une solution saturée d'acide borique, sont soumis à l'action d'un liquide composé de :

Glycérine	1000	grammes.
Ac. borique (solution saturée à 15°)	1000	—
Alcool	800	—

On agite le mélange chaque jour pendant *huit mois*, puis on le soumet à une forte pression. La substance cardiaque qui reste, après que le liquide surnageant a été séparé par un filtre en pierre poreuse, est soumise à une pression considérable dans une presse métallique et le liquide qui passe est versé sur un filtre. Le reste du procédé demande plusieurs semaines.

Desc. — La solution de cardine est limpide, transparente, de couleur pâle, d'une densité de 1 p. 100. Quand on l'agite ou qu'on la soumet à des variations considérables de température, il se forme un léger précipité floconneux, de nature albuminoïde, que l'on sépare par la filtration. Il faut prendre les précautions les plus rigoureuses d'antisepsie pour préparer cet extrait, car il doit être injecté dans le sang, et les substances employées pour obtenir cette asepsie ne doivent pas être nuisibles à l'organisme ou n'avoir d'effet physiologique.

Aussi l'asepsie devra-t-elle être faite par la chaleur ou l'acide borique.

Prop. phys. — Avec cette substance le pouls devient plus plein, fort et fréquent au bout de dix minutes. La pression artérielle et la diurèse augmentent. La quantité d'urine émise dépasse de 300 à 600 grammes la quantité normale. Le nombre de globules rouges mesurées à l'hématomètre devient plus considérable.

Prop. thér. — Le Dr Hammond considère la cardine comme un tonique du cœur de très grande valeur et comme pouvant exercer un heureux effet sur la composition du sang. La cardine offre des avantages sérieux non seulement dans les cas de faiblesse du cœur, mais encore et le plus souvent dans les cas de prostration nerveuse avec anémie et parfois la chlorose; les cas ordinaires cèdent au bout de huit à douze jours de traitement, les cas graves nécessitent un traitement de quatre à cinq semaines.

Mode d'emploi. Doses. — Pour un adulte, la dose de trente centimètres cubes est suffisante en injection hypodermique, mais il faut prendre le plus grand soin de ne pas introduire dans le liquide de matière morphologique, en ayant soin de stériliser le liquide.

Carica Papaya L. — Syn. — Papajo, Arbre à melon.

Desc. — Plante de la famille des Bixacées, qui croît aux Antilles. On retire par incision un suc liquide, laiteux et neutre. On le mélange de glycérine, d'eau sucrée et d'essence de menthe, pour la conservation dans le voyage.

Comp. — Elle contient :

1° De la *papaïne*, étudiée par Wurtz;

2° La *carpaïne*, nouvel alcaloïde découvert dans les feuilles de papayer, par M. Greshoff, à Java.

Prép. — Les feuilles pulvérisées sont digérées dans l'alcool additionné d'acide acétique ; on distille l'alcool et on traite l'extrait qui reste par l'eau pour séparer de la résine et de la chlorophylle. La solution aqueuse est agitée à plusieurs reprises avec de l'éther et additionnée de carbonate de soude jusqu'à franche réaction alcaline. Le précipité qui se produit est facilement soluble dans l'éther et, par évaporation, se sépare en cristaux étoilés incolores : on en obtient environ 0,25 p. 100 des feuilles traitées. Les cristaux sont plus lents à se dissoudre dans l'éther que le premier précipité amorphe, ce qui permet de les purifier et de les décolorer entièrement en les lavant avec un peu d'éther, mais on perd ainsi environ les deux cinquièmes du produit cristallisé. Les jeunes feuilles donnent plus de carpaïne que les vieilles.

Prop. thér. — C'est un ferment digestif, qui attaque, ramollit et enfin dissout à +40° la viande, la fibrine, le blanc d'œuf et le gluten.

On l'emploie pour dissoudre les plaques diphtéritiques, les cors, les verrues et en général les duretés de la peau et pour faire disparaître les taches furfuracées du visage.

La papaïne est anodine, quand elle est administrée à l'intérieur, même à fortes doses, dans le cas de maux d'estomac; elle diminue l'acidité de la salive.

La carpaïne est un poison du cœur, qu'il ralentit. La dose mortelle pour un poulet de 500 grammes a été trouvée égale à 20 centigrammes. Une dose de 5 centigrammes injectée à un poulet de 350 grammes n'a pas produit de symptômes toxiques; avec 10 centigrammes des symptômes d'empoisonnement se montrèrent après 10 minutes pour disparaître après 25.

Les graines sont vermifuges et tænicides; les racines à l'état frais sont rubéfiantes.

Mode d'emploi. Doses. — Solution à 4 p. 100 dans la diphtérie. — Pilules de 6 centigrammes, à prendre 2 ou 3, dans la fièvre et les coliques néphrétiques. — Mixture : papaïne 72 centigrammes, borax 30, eau 7,20 pour badigeonner les verrues, les condylomes.

Carnauba. — Syn. — *Corypha cerifera*, Arruda.

Desc. — Plante de la famille des Palmiers.

Part. empl. — La racine.

Prop. thér. — Altérant, diurétique; mêmes propriétés, mais plus actives, que la salsepareille : contre les accidents secondaires de la syphilis, ulcères syphilitiques, éruptions et affections rhumatismales.

Dose. — Décoction, 30 grammes pour 500 grammes, 30 grammes de cette décoction par jour.

Cascara amarga. — Syn. — *Picramnia antidesma*, Écorce de Honduras.

Desc. — Plante de la famille des Rutacées.

Comp. — La plante renferme un alcaloïde, la *picramnine*, soluble dans le chloroforme et peu soluble dans l'éther et la benzine, insoluble dans les acides et les alcalis. Les sels sont amorphes et seulement solubles dans l'eau.

Prop. thér. — Le Dr Frohling, de Mexico, emploie le cascara amarga comme altérant contre la tuberculose syphilitique.

L'extrait liquide est donné dans la syphilis secondaire chez l'adulte. Les symptômes disparaissent assez vite, et l'action tonique du médicament est remarquable.

Frohling aurait vu, dans un cas d'iritis spécifique, une amélioration manifeste survenir au bout de trois jours. L'atropine avait été cessée.

Mode d'emploi. Doses. — Extrait fluide, de 40 à 50 gouttes.

Cascara sagrada. — Syn. — *Rhamnus Purshianus* D C., Écorce sacrée.

Desc. — Plante de la famille des Rhamnacées, qui croît en Californie.

Comp. — M. A. Prescott, de l'Université de Michigan, a trouvé du tannin, de l'acide oxalique, de l'acide malique, de l'amidon, de l'huile fixe et une petite proportion d'huile volatile et, enfin, quatre corps résineux plus ou moins solubles dans l'alcool, l'éther, le chloroforme, le sulfure de carbone, etc.

M. Limousin croit que ces derniers corps sont tous plus ou moins dérivés de l'acide chrysophanique, dont M. Prescott ne signale pas l'existence, mais que M. Limousin a trouvés en proportion notable.

Prop. thér. — D'après M. Limousin, cette écorce semble appelée à occuper une place importante parmi les médicaments purgatifs.

On l'emploie contre la dyspepsie opiniâtre ou la constipation bilieuse, particulièrement quand les cathartiques ne sont pas supportés; comme tonique et laxatif, dans les fièvres intermittentes ou rémittentes.

MODE D'EMPLOI. DOSES. — Le Dr Landowsky a constaté les effets laxatifs de cette substance à la dose de 0gr,25 de poudre administrée en cachets, et même son action purgative, quand on répète cette dose 3 à 4 fois, à plusieurs heures d'intervalle.

Extrait fluide, de 10 à 60 gouttes. Les médecins américains l'emploient souvent sous cette forme; mais le médicament ainsi administré est mal toléré par les malades, à cause de son goût nauséeux. — Sirop, préparé avec 5 grammes d'extrait fluide pour 30 grammes.

Cassia occidentalis L. — SYN. — *Fedegosa*, Café nègre.

DESC. — Légumineuse, qui croît en Cochinchine, dans l'Inde, aux Antilles, au Sénégal.

PART. EMPL. — La graine, vulgarisée par M. Natton, et étudiée par MM. Heckel, Schlagdenhaufen et Clouet.

COMP. — On n'a pas trouvé d'autre principe que le tannin et une matière colorante, l'*achrosine* de Clouet. Formule $C^{11}H^{18}O^{8}$.

PROP. THÉR. — Les graines jouissent au plus haut degré de propriétés fébrifuges et antipériodiques telles, qu'on s'en sert pour remplacer la quinine quand celle-ci a échoué. Elles sont en outre toniques, antianémiques. — La racine est tonique et diurétique. — Les feuilles sont fébrifuges et antipériodiques. — M. Martineau a préconisé cette plante comme reconstituante et antidysménorrhéique; elle est très utile contre la fièvre et les sueurs des phtisiques.

MODE D'EMPLOI. DOSES. — Infusion de graines, macération, 15 grammes pour 250 grammes d'eau, à prendre en 2 ou 3 fois. — Infusion de café nègre torréfié, comme une infusion de café. — M. Natton a préconisé un vin, un élixir, à la dose de 4 cuillerées à café par jour.

Catha edulis. — Desc. — Arbuste de la famille des Célastracées, originaire de l'Afrique orientale, répandu de l'Abyssinie à Port-Natal, cultivé dans les serres européennes, paraissant se plaire dans les environs de Menton.

Comp. — Fluckiger, qui a analysé les feuilles de catha, n'y a pas trouvé de caféine. Il en a extrait, en très petite quantité, un alcaloïde liquide (*katine*) qui se dissout facilement dans l'eau, et dont la solution rougit un papier imprégné de phénolphtaléine.

Prép. — L'*acétate de katine* peut être obtenu cristallisé : sa solution n'est précipitée ni par l'acide tannique, ni par le chlorure de platine.

Prop. thér. — Les feuilles nommées « kât » étant mâchées produisent une excitation agréable, à la façon de la coca. On leur attribue encore des propriétés calmantes et anaphrodisiaques.

Cayapona globulosa L. — Desc. — Plante de la famille des Cucurbitacées, qui croît au Brésil.

Prop. thér. — Purgatif énergique, employé comme dépuratif dans les affections cutanées chroniques et aussi comme emménagogue puissant.

Les fruits sont drastiques, comme la coloquinte; l'alcaloïde, la *cayaponine*, purge fortement, à la dose de 6 milligrammes.

L'injection sous-cutanée est irritante, sans action purgative (Delpech).

Cerbera Thevetia L. — Syn. — Noix de serpent, Bagage à collier, Ahoui des Antilles.

Desc. — Plante de la famille des Apocynacées, qui croît dans l'Amérique du Sud et aux Antilles.

Part. empl. — La graine.

Comp. — Huile fixe. Glucoside, la *thévétine* $C^{54}H^{84}O^{24}$ (Dr de Vrij).

Prop. thér. — Les graines et l'écorce sont éméto-cathartiques ; la thévétine est un poison cardiaque, agissant sur les nerfs pour amener la paralysie. On emploie l'écorce comme antipériodique dans les fièvres intermittentes, sous forme d'extrait aqueux à la dose de 1 centigramme. A forte dose, c'est un toxique stupéfiant énergique.

Mode d'emploi. Doses. — On peut employer la poudre, la décoction et l'extrait aqueux, en ayant soin de ne pas dépasser pour l'emploi thérapeutique la dose correspondant à 25 centigrammes d'extrait.

Cérium (Oxalate de). — Desc. — Poudre d'un blanc gris, insoluble dans l'alcool et dans l'éther.

Prop. thér. — M. Campardon l'a employé contre les vomissements nerveux, et en particulier contre ceux de l'hystérie.

Le Dr Blondeau l'emploie dans les vomissements de la grossesse.

Il est recommandé contre la toux, particulièrement dans le premier stade de la phtisie. On l'administre plusieurs fois par jour sous forme de poudre à la dose de 30 à 60 centigrammes. La toux est calmée et le sommeil amélioré.

Doses. — De 0gr,05 à 0gr,10 par jour.

Cétrarin. — Syn. — Acide cétrarique. $C^{18}H^{16}O^{8}$.

Desc. — Cristallise en aiguilles fines, blanches, qui ne se dissolvent que dans l'alcool concentré bouillant.

Prép. — Acide extrait du lichen d'Islande en faisant bouillir la poudre de lichen une demi-heure avec de l'alcool mélangé de 15 grammes de carbonate de potasse par kilog. de liquide. Le liquide filtré est traité par l'acide chlorhydrique dilué qui précipite l'acide cétrarique qu'on purifie par des épuisements à l'alcool faible et l'éther.

PROP. PHYS. — Le professeur Kobert a combattu l'opinion qui attribue au cétrarin la propriété d'augmenter la pression sanguine. De ses expériences sur les animaux, il conclut qu'il a pour effet d'exciter les mouvements de l'estomac et de l'intestin, mais qu'à dose exagérée il est antipéristaltique.

Un autre effet du cétrarin est d'accroître le nombre des globules rouges et blancs du sang, surtout quand leur diminution résulte d'une cause pathologique.

A petites doses, c'est un stimulant modéré du système nerveux central.

PROP. THÉR. — Il a observé aussi son influence favorable sur les malades atteints de constipation chronique.

Son emploi paraît indiqué chez les chlorotiques qui souffrent de pertes d'appétit, de constipation et de langueur.

DOSES. — La dose recommandée par Kobert est de 1 décigramme.

Chaulmugra ou **Chaulmoogra**. — SYN. — *Gynocardia odorata* Roxb.

DESC. — Arbre de l'Inde, de la famille des Bixacées.

PRÉP. — L'huile de chaulmoogra est extraite des semences.

PROP. THÉR. — Les indigènes l'emploient contre les maladies de peau, les scrofules et la syphilis.

Dans les pays chauds, à Maurice et à la Réunion, les médecins en font un usage journalier contre la lèpre, surtout dans les formes tuberculeuse et anesthésique. Dans les phases phagédéniques, ce médicament donne une guérison rapide.

Le Dr Marsh l'a employée dans un cas d'eczéma pustuleux, datant de cinq ans, en badigeonnages abondants deux fois par jour, avec un traitement tonique interne; au bout de cinq semaines, l'éruption avait disparu, laissant la peau douce et flexible.

Le Dr Vidal s'en sert pour favoriser la disparition des tubercules.

Le Dr A. Hardy la prescrit avec succès dans les cas de psoriasis invétéré, et le Dr Hilles dans la lèpre véritable. Le Dr Egan a guéri six cas de sciatique chronique avec un liniment d'huile de chaulmoogra en application externe.

Le Dr Murrel en préconise l'emploi contre la phtisie, quand les malades ne peuvent plus supporter l'huile de foie de morue.

Mode d'emploi. Doses. — A l'intérieur, les indigènes prennent l'huile à la dose de 30 à 40 gouttes pour les adultes et 3 gouttes mêlées à du lait pour les enfants. — Capsules, contenant chacune 0gr,15 d'huile : dose de 2 à 4 par jour.

A l'extérieur, badigeonnages avec l'huile pure. — On fait des liniments composés d'huile et d'alcool ou de chloroforme ou de menthol :

Huile	30
Alcool	4

Le Dr Vidal prépare la pommade suivante :

Huile de chaulmoogra	2	parties.
Vaseline	5	—
Paraffine	1	—

L'*acide gynocardique*, retiré de l'huile de *Gynocardia odorata*, s'administre en pilules ainsi composées :

Acide gynocardique..........	25 milligrammes.
Extrait de gentiane...........	75 —
— de houblon............	75 —

2 pilules par jour; on peut augmenter la dose jusqu'à 12 par jour.

Chionanthus virginica L. — Desc. — Bel arbuste de la famille des Oléacées, originaire de l'Amérique septentrionale, que l'on cultive dans nos jardins et auquel la belle couleur blanche de ses fleurs a fait donner le nom d'*Arbre de neige*.

Part. empl. — L'écorce de la racine.

Comp. — Le Dr Justice y a trouvé de la saponine.

Prop. thér. — Apéritif, cholagogue, diurétique et altérant. Certains auteurs l'ont préconisé contre la jaunisse. Le Dr J.-A. Henning le regarde, en effet, comme un des meilleurs remèdes à employer dans cette maladie et le prescrit dans tous les cas où la peau revêt une teinte jaunâtre. Bien que ce soit un faible stimulant du foie, il le préconise comme devant être prescrit quand il y a congestion du système de la veine porte. Il paraît en même temps stimuler le système lymphatique et posséder une action diurétique et diaphorétique. Quand le foie est indolent, il faut employer en même temps les autres stimulants, tels que la podophylline et la leptandrine.

Mode d'emploi. Doses :

Extrait fluide de chionanthus......	30 grammes.
Podophylline......................	4 —
Acétate de potasse................	2 —
Eau.............................	120 —

4 grammes toutes les trois ou quatre heures.

Extrait fluide, généralement employé à la dose de 2 à 4 grammes, deux ou trois fois par jour.

Chloralose. — Syn. — Anhydroglycochloral.

Desc. — Cristaux blancs solubles dans l'eau bouillante, insolubles dans l'eau froide, à saveur amère et nauséeuse.

Prép. — M. Hanriot a obtenu le chloralose en faisant agir le chloral anhydre sur le glucose.

Prop. phys. — M. Ch. Richet a étudié l'action physiologique du chloralose : A la dose de 0gr,3 à 0gr,5 par kilo d'animal, le sommeil se produit au bout d'une demi-heure et profond au bout d'une heure et demie ; l'animal non seulement a conservé l'action de ses réflexes, mais ceux-ci sont exagérés. L'anesthésie est complète, tandis que le moindre choc extérieur détermine un soubresaut général, une sorte de convulsion tétanique. Au delà de 0gr,50 par kilo d'animal la mort survient par arrêt de la respiration.

Prop. thér. — MM. Ch. Richet, Moutard-Martin, Landouzy, P. Maire et Ch. Segard ont employé le chloralose comme somnifère à la dose de 0gr,30 à 0gr,60. Ce remède a bien réussi dans tous les cas où l'administration du chloral comme hypnotique est indiquée, et comme anesthésique à des doses plus fortes, le maximum étant 1gr,50.

Mode d'emploi. Doses. — Le chloralose se donne sous forme de cachets de 0gr,20 à la dose de 1 à 3 par jour.

Cimicifuga racemosa Ell. — Desc. — Plante de la famille des Renonculacées, tribu des Actées.

Part. empl. — Le rhizome.

Comp. — Il contient de la résine et un alcaloïde, la *cimicifugine*. En Amérique on appelle *cimicifugin* le précipité de la teinture par l'eau.

Prop. thér. — Altérant, diaphorétique et nervin dans le rhumatisme, les spasmes, les maux de tête et l'hypochondrie. On l'emploie comme succédané de la digitale. Il est alexitère. D'après le Dr Knox, il diminue d'au moins moitié la durée de la première et de la seconde période de l'accouchement. Il a un effet sédatif sur la femme en travail, calme l'irritabilité réflexe, la nausée, le prurit et l'insomnie, troubles si fréquents durant les six dernières semaines de la grossesse, et même les fait disparaître tout à fait. Il exerce une action antispasmodique sur la femme en couches. Il diminue ou fait cesser complètement les crampes névralgiques et les douleurs irrégulières de la première période. Il relâche la fibre musculaire de l'utérus et les parties molles du canal par où doit passer le fœtus. Il facilite ainsi le travail et diminue les chances de lacération. Il augmente l'énergie et le rythme des douleurs à la seconde période du travail, et de même que l'ergot, il assure la contraction utérine, après la délivrance.

Mode d'emploi. Doses. — Teinture à 1/4, de 15 à 60 gouttes. — Extrait fluide, de 10 à 30 gouttes. — Sirop, 0,75 centigr. d'extrait fluide dans du sirop de salsepareille, pendant 4 semaines avant l'accouchement. — Cimicifugin, de 5 à 20 centigrammes, en pilules.

Cineraria maritima L. — Syn. — *Senecio maritimus.*

Desc. — Plante de la famille des Synanthérés. — Senecionidées, commune sur les bords de la mer, principalement dans le Midi. Elle a été, depuis longtemps, transportée dans les jardins, à cause de son feuillage d'un blanc argenté, soyeux, dû au duvet fin et serré dont presque toutes ses parties sont couvertes. On la rencontre communément dans les parterres, soit en bordures, soit dans les massifs. Ses feuilles fortement découpées, ses fleurs jaunes et sa teinte générale la font facilement reconnaître. Ne pas confondre le *Senecio maritimus* avec l'*Artemisia maritima*

L., qui lui ressemble beaucoup et vit dans les mêmes lieux (E. Mussat).

Prop. thér. — Le suc de la plante, indiqué comme propre au traitement de la cataracte, est un précieux médicament dans les ophtalmies. Le Dr Mercer a guéri un cas de cécité par l'usage de 2 gouttes de suc de la plante déposées sur la conjonctive, 3 fois par jour.

Cinnamyleugénol. — $C^{18}H^6,C^{18}H^8O^4,C^2H^4O^2$.

Syn. — Éther cinnamique de l'eugénol.

Doses. — Aiguilles brillantes, très peu solubles dans l'eau, solubles dans l'alcool chaud, le chloroforme, l'éther, l'acétone, dans une coloration rouge pourpre avec l'acide sulfurique, fusibles à 90°.

Prép. — On met en contact pendant deux heures de l'eugénol et du chlorure de cinnamyle à molécules égales, on chauffe légèrement, on reprend la masse par de l'alcool bouillant, on filtre. Le cinnamyleugénol pur dépose par refroidissement.

Prop. thér. — M. Nannoti a obtenu de bons résultats en traitant certaines affections tuberculeuses et en particulier les abcès froids par l'essence de girofles. Le traitement consistait à injecter une solution à 10 p. 100 de cette essence dans l'huile d'olive après ponction de l'abcès.

L'essence de girofles est composée en majeure partie d'eugénol. Or l'eugénol, par sa constitution, se rapproche du gaïacol, et ce dernier composé est aujourd'hui considéré comme un excellent médicament antituberculeux ; on pouvait donc supposer que l'essence de girofles devait ses propriétés à l'eugénol qu'elle renferme.

Mais, en raison de certains inconvénients inhérents à l'emploi du gaïacol, on avait cherché à remplacer ce médicament par des dérivés qui, tout en possédant les mêmes propriétés médicamenteuses, ne présentaient pas les mêmes inconvénients. C'est ainsi qu'on a essayé et préconisé le cinnamyleugénol.

Cissus alata L. — Syn. — *Vitis nili, Mae boa.*

Desc. — Plante de la famille des Ampélidacés, qui croît au Brésil.

Part. emp. — Toute la plante.

Comp. — Contient une résine acide et une essence, pas d'alcaloïde ni de glucoside (Dr Borges da Costa).

Prop. phys. — Son action spéciale sur les extrémités nerveuses est calmante et tonique.

Les personnes qui manipulent les décoctions de cette plante éprouvent une sensation spéciale de rétraction des tissus, de légers picotements, une espèce de perturbation de la sensibilité dans les mains et dans les bras; elle n'est cependant pas irritante, elle ne produit aucune douleur ni aucune rougeur de la peau.

Prop. thér. — Les gens du pays l'emploient empiriquement dans des bains, pour certains rhumatismes, et après l'avoir triturée et mélangée avec de l'huile, ils l'emploient pour guérir les ulcères atoniques.

Le Dr Jorge da Cunha, le Dr Antonio Jacintho, l'ont employée dans le traitement du beri-beri, tout d'abord dans des bains généraux, faits avec des coctions de la plante entière, et plus tard, avec l'application interne de la teinture et externe de la pommade, celle-ci faite avec l'extrait.

Mode d'emploi. Doses. — M. Silva Aranjo, pharmacien, a préconisé plusieurs préparations. Usage externe : Bains (décoction de 2 kilos de plante). Alcoolature à P. E. — Pommade.

Vaseline	5	grammes.
Lanoline	5	—
Extrait résineux de cissus alata	8	—

Baume opodeldoch contenant 40 p. 100 d'extrait résineux de cissus.

Usage interne : — Teinture ou alcoolature de 6 à 18 gouttes par jour, en potion ou dans du sucre.

Extrait fluide : de 1 à 4 grammes. Extrait pilulaire : de 5 à 10 centigrammes trois fois par jour, en pilules.

Elixir, qui contient 3 gouttes de teinture par cuillère à thé, et dont la dose est 2 à 6 de ces cuillerées par jour (Jorge da Cunha).

Cocaïne. — Desc. — Alcaloïde découvert par Niemann dans les feuilles de l'*Erythroxylum Coca* Lamk. Linacées F. ($C^{17}H^{24}AzO^{4}$ Lossen). Les feuilles de coca contiennent 0gr,02 à 0gr,20 p. 100 de cocaïne. Lossen a isolé des mêmes feuilles un second alcaloïde volatil, faible et peu caractéristique, l'*hygrine*. Les autres principes connus des feuilles de coca sont l'*ecgonine*, l'*acide coca-tannique* et une *cire* spéciale.

La cocaïne cristallise dans le système monoclinique ; elle fond à 98°C. ; elle se dissout dans l'alcool, mieux dans l'éther, mais seulement dans 704 parties d'eau ; elle se dissout aussi dans 20 parties de vaseline fondue ou d'huile de ricin. Chauffée avec l'acide chlorhydrique concentré, elle se dédouble en ecgonine, acide benzoïque et alcool méthylique.

Les sels de cocaïne, qui se trouvent dans le commerce, sont : le *chlorhydrate*, le *salicylate*, le *bromhydrate*, le *tartrate*, le *citrate* et le *phénate*.

Prop. thér. — Koller a constaté que la cocaïne jouit à un haut dégré de la propriété anesthésique locale à l'égard de l'œil. Les Drs Trousseau et Abadie disent qu'elle insensibilise complètement la cornée en deux ou trois minutes, on peut alors extraire les corps étrangers plantés dans la cornée et faire le tatouage de la cornée. Avec plusieurs instillations, l'insensibilité est complète et on peut faire toutes les opérations (cataracte, strabisme). Elle rend de grands services dans la sclérose de la cornée, l'iritis, l'iridochoroïdite. Le Dr Panas dit que l'action de la cocaïne ne subsiste pas quand l'œil est enflammé.

Le Dr Lafosse évite la dyspnée, dans le lavage de l'estomac, par un badigeonnage du pharynx avec une solution à 2/100.

Le Dr Dujardin-Beaumetz a fait disparaître, grâce à la cocaïne, des douleurs violentes gastro-intestinales. MM. les Drs Fauvel et Gougenheim l'ont préconisée pour anesthésier le pharynx et les cordes vocales. Dans la laryngite, la pharyngite aiguë, les ulcérations de l'épiglotte, la douleur est promptement calmée par la cocaïne.

Le Dr Weiss conseille, dans le cas de brûlures, des badigeonnages qui font cesser les douleurs.

En gynécologie, MM. Doléris et Dubois l'ont employée pour supprimer les douleurs de l'accouchement, en badigeonnant avec une solution de cocaïne le col de l'utérus, les parois vaginales et la vulve. L'évolution normale de l'accouchement a lieu.

Le Dr Huchard l'a prescrite avec succès contre l'érysipèle de la face et le prurit de l'anus.

Le Dr Unna l'a préconisée pour guérir des fissures du sein, sans faire cesser l'allaitement.

M. le Dr Labric l'a employée contre la coqueluche des enfants. Dans le coryza des nouveau-nés, M. Semteschko en a fait des applications dans la cavité nasale. Le coryza des adultes cesse aussi par l'emploi d'une solution à 2 p. 100.

Paul Bert a fait cesser les douleurs occasionnées par les vésicatoires en instillant dans les bulles quelques gouttes de cocaïne en solution.

En odontologie, d'après le Dr David, elle calme la

douleur dans les affections primitives de la gencive, la périostite, les affections des muqueuses buccales et même l'épithélioma de la langue.

Enfin en petite chirurgie, elle amène une anesthésie suffisante pour faire l'opération sans douleur, surtout dans le cas de fistule de l'anus, où le chloroforme est contre-indiqué.

Mode d'emploi. Doses. — En applications sur les muqueuses humides, à l'aide d'un pinceau. — En badigeonnages, solution variant en titre, suivant les cas, de 2 à 20 p. 100. — En injections sous-cutanées, 1 ou 2 centigrammes dans 1 centimètre cube d'eau.

Abus. Inconv. — L'abus amène des accidents graves, similaires à ceux que développe l'abus de la morphine. La cocaïne, employée en injections dépassant 20 centigrammes, peut amener des syncopes ou de l'anémie cérébrale.

Incomp. — Les bromures alcalins.

Cocaïne (Chlorhydrate de). — Desc. — C'est le sel le plus usité. Il a l'aspect d'une poudre blanche amorphe, mais en réalité il est constitué par de fines aiguilles blanches. Ordinairement, il a une odeur spéciale, plus marquée que celle de l'alcaloïde lui-même, qui peut tenir au véhicule ayant servi à faire cristalliser

Il est soluble dans 3 parties d'eau et en toutes proportions dans l'alcool.

Prop. thér. — Antiseptique; son action sur la langue et sur les surfaces muqueuses est plus intense que celle de l'alcaloïde.

Mode d'emploi. Doses. — A l'extérieur : solution forte à 5 p. 100 et 10 p. 100. — Collyre, 0gr,30 pour 10 grammes.

A l'intérieur, de 1 à 5 centigrammes.

Cocaïne (Phénate de). — Prép. — On dissout dans l'alcool de la cocaïne pure et on ajoute une solution alcoolique d'acide phénique jusqu'à saturation. L'évaporation de l'alcool donne le sel.

Prop. thér. — M. Viau a fait l'application sous-cutanée du phénate de cocaïne dans les avulsions dentaires. M. le Dr d'Œfele a entrepris l'étude de cette préparation dans la thérapeutique générale.

Une poudre à priser, contenant 6-7 gr. de phénate de cocaïne et 94-93 d'antifébrine, appliquée à la dose de 0gr,03-0gr,05, coupe court aux rhumes de cerveau et à la surdité provenant d'un catarrhe de la trompe d'Eustache ou tube auditif. La combinaison d'antifébrine et de phénate de cocaïne, administrée à la dose de 0gr,1 par jour, possède une action extrêmement favorable contre la gastralgie. Dans des cas de gastralgie chronique on administre ladite dose tous les deux jours. Pour l'usage interne il faut enfermer ce médicament dans des capsules gélatineuses, pour éviter ainsi son contact immédiat avec la muqueuse de la bouche.

On peut couper court aux catarrhes de la conjonctive en appliquant 1-2 mgr. de phénate de cocaïne en substance, sur les paupières. On arrive au même résultat en instillant dans l'œil 1 goutte d'une solution alcoolique de 10 p. 100 de phénate de cocaïne.

En badigeonnant avec cette solution la gorge, on atténue la douleur des laryngites.

Collinsonia canadensis L. — Desc. — Plante de la famille des Labiées, qui croît dans l'Amérique du Nord.

Prop. thér. — Astringente et tonique, antispasmodique et diurétique; fort usitée contre la cystite, la dysménorrhée, la prostatite, la gonorrhée, l'hydropisie et les affections calculeuses de la vessie. On l'emploie comme tonique dans la convalescence des fièvres graves.

MODE D'EMPLOI. DOSES. — Extrait fluide, de 5 à 10 grammes.

Combretum Raimbaultii. — SYN. — Plante de la famille des Combrétacées, qui croît au Rio Nunez et à Sierra Leone.

PART. EMPL. — La feuille.

COMP. — Tannin, phlobaphène (produit d'oxydation du tannin) (Heckel et Schagdenhaufen).

PROP. THÉR. — D'après M. Raimbault cette plante est tonique, diurétique, émétique, cholagogue. Elle a donné des résultats remarquables dans la fièvre bilieuse hématurique contre laquelle tous les médicaments avaient échoué.

MODE D'EMPLOI. DOSES. — Décoction de feuilles (16 grammes de plante pour 1000 d'eau) à la dose de verrées de 250 grammes toutes les 10 minutes.

Condurango. — SYN. — *Gonolobus Condurango* Triana, *Condur Angu* (liane du Condor).

DESC. — Plante de la famille des Asclépiadées, originaire de l'Équateur.

COMP. — Contient du tannin, une résine et trois glucosides, *condurangines* (Vulpius, Kobert, Tanret, Bocquillon).

PART. EMPL. — L'écorce, qui est seule active.

PROP. THÉR. — Amer, aromatique, tonique, employé avec succès dans le traitement des maladies de l'estomac.

Préconisé comme spécifique du cancer et n'ayant pas donné tous les résultats qu'on en attendait, il était tombé en désuétude.

M. le Dr Buisson, à Paris, et le Dr Hoffmann, de Bâle, ont repris l'étude thérapeutique de ce corps. Le

Dr Buisson préconise ses propriétés toniques, antiseptiques et hémostatiques dans les ulcères de mauvaise nature. S'il n'amène pas la guérison du cancer, il procure au moins au malade un grand soulagement, en réveillant l'appétit et en faisant cesser les hémorrhagies. Il fait disparaître en deux ou trois jours les hématémèses de l'ulcère rond de l'estomac et donne de bons résultats dans l'anorexie des phtisiques.

Mode d'emploi. Doses. — Décoction, 15 grammes dans 180 grammes d'eau. — Extrait fluide. — Poudre d'écorce, en topique sur les ulcères. — A l'intérieur, de 1 à 4 grammes. — Vin, 3 cuillerées à bouche par jour. — Teinture 1/5, 2 cuillerées à bouche par jour.

Contrayerva. — Syn. — *Dorstenia brasiliensis* Lamk.

Desc. — Plante de la famille des Morées, qui croît au Brésil.

Part. empl. — Les racines.

Prop. thér. — Ce médicament stimule les organes digestifs dans l'atonie; de plus il est diaphorétique et excitant. Alexitère.

Mode d'emploi. Doses. — Infusion, 4 grammes de racine pour 500 grammes d'eau. — Poudre de racine, 2 grammes par jour; de 4 à 8 grammes, comme diaphorétique.

Convallaria majalis L. — Syn. — Muguet.

Desc. — Plante de la famille des Liliacées-Aspara ginées, qui croît en Europe.

Part. empl. — Feuilles et racines.

Comp. — Contient 2 glucosides isolés par M. N. Gallois, la *convallarine*, soluble dans l'alcool, insoluble dans l'eau, et la *convallamarine*, soluble dans l'eau et l'alcool, insoluble dans l'éther. Ce glucoside se dédouble par les acides en convallamarétine et glucose.

PROP. THÉR. — Médicament cardiaque, n'ayant ni la tonicité ni l'action calmante de la digitale. Il est, d'après M. C. Paul, le seul tonique du cœur. Employé contre la dyspnée, les palpitations, les affections du cœur, l'hypertrophie, la péricardite, l'anémie. Il est diurétique.

MODE D'EMPLOI. — Extrait aqueux. — Alcoolature. — Potion. — Sirop. — Teinture.

DOSES. — Extrait de fleurs, à la dose de 1 à 2 gr. — Alcoolature, de 1 à 10 gr. — Teinture, à la dose de 5 à 20 gouttes. — Sirop (10 gr. d'extrait pour 500 gr. de sirop de sucre), à la dose de 2 à 3 cuillerées par jour. — Convallamarine, en cachets ou pilules, à la dose de 5 à 10 centigrammes par jour.

Coptis anemonæfolia. — DESC. — Plante de la famille des Renonculacées, qui croît au Japon.

COMP. — Contient de la berbérine, dans la proportion de 8 à 10 p. 100.

PROP. THÉR. — Tonique amer, dont on se sert dans la débilité, la convalescence, la dyspepsie atonique, les maladies des muqueuses et les fièvres intermittentes légères. Préconisé en infusion contre les aphtes et la stomatite des enfants.

MODE D'EMPLOI. DOSES. — Infusion (20 gr. pour 500 gr. d'eau), à la dose de 60 grammes, trois fois par jour. — Poudre de racines, de $0^{gr},50$ à $1^{gr},50$. — Teinture 1/5, de 2 à 8 grammes.

Cornus florida L. — SYN. — Cornouiller, Bois de Chien.

DESC. — Arbre de la famille des Cornacées, qui croît dans les marais de l'Amérique du Nord.

COMP. — Renferme de la *cornine* (Geiger).

PROP. THÉR. — L'écorce de la racine est tonique, astringente et fébrifuge ; on l'emploie dans le traitement des maladies des femmes. Elle jouit de propriétés semblables à celles du quinquina.

Mode d'emploi. Doses. — Poudre, de $1^{gr},5$ à 4 grammes. — Extrait fluide, de 1 à 3 grammes. — Cornine, de 5 à 20 centigrammes.

Coronilla scorpioïdes. — Syn. — Coronille.

Desc. — Famille des Papilionacées-Hédysarées, sous-genre des Coronillées. Plante très répandue dans le midi de la France, et même dans le nord. MM. Reeb et Schlagdenhaufen (de Nancy) ont isolé un glucoside, la *coronilline*.

Prop. thér. — Préconisée dans les affections du cœur par Cardot, Spillmann et Hanshalter (de Nancy), la coronille augmente la force du cœur et l'amplitude du pouls, produit la diurèse, diminue les œdèmes et amende la dyspnée (Huchard).

Mode d'emploi. Doses. — Extrait de coronille à la dose de 40 centigr. à 1 gr. et même 1 gr. 50 par jour. Coronilline, à la dose de 20 à 30 centigr. par jour.

Coronilla varia L. — Syn. — Faucille, Coronille bigarrée.

Desc. — Plante de la famille des Légumineuses-Papilionacées.

Prop. thér. — Le docteur V. Poulet a fait de nombreux essais thérapeutiques avec la coronille bigarrée et il trouve que les cas dans lesquels la coronille bigarrée s'est montrée le plus efficace sont ceux de la tachycardie paroxystique.

Elle a paru surtout utile chez les malades fatigués et comme saturés par la digitale, laquelle n'est pas sans exercer souvent une action fâcheuse sur la muqueuse gastro-intestinale. Elle détermine, alors, dans l'état général, un mieux senti et accusé par le malade. La *Coronilla varia* serait une excellente acquisition pour la matière médicale et mériterait de figurer au nombre des remèdes cardiaques antipériodiques.

Mode d'emploi. Doses. — M. le Dr V. Poulet prépare, avec la plante entière, une teinture au cinquième, en se servant d'alcool à 60°. Celle-ci est douée d'une odeur pénétrante, *sui generis*, due à une huile essentielle, odeur qui ne rappelle en rien celle de la plante et n'est pas sans laisser soupçonner des propriétés médicinales plus ou moins importantes. Il emploie aussi la poudre des feuilles et des sommités fleuries, soit en nature, soit sous forme pilulaire. La teinture s'administre à la dose de 2 à 4 grammes par jour; la poudre, à la dose de 1 à 2 grammes. Ces préparations n'ont rien de désagréable et sont loin d'avoir l'amertume reprochée à la coronille scorpion.

Coryl. — Syn. — Chloryle.

Desc. — Le coryl est un nouvel anesthésique. C'est un mélange de chlorure de méthyle et de chlorure d'éthyle. Il constitue un liquide qui ne produit pas un refroidissement aussi considérable que le chlorure de méthyle; car il est encore liquide à 0°, quand le chlorure de méthyle bout à — 27°.

Prop. thér. — Cet anesthésique peut rendre de grands services dans la pratique dentaire et dans la petite chirurgie.

Coto. — Syn. — *Coto verum, Palicourea densiflora.*

Desc. — Plante de la famille des Rubiacées, qui croît en Bolivie.

Morceaux plats, de 2 à 3 décimètres de longueur et de 8 à 14 millimètres de largeur, d'un brun rouge et d'odeur aromatique et camphrée, de saveur amère.

Comp. — Renferme de la *cotoïne*, de la *paracotoïne* et un alcaloïde volatil.

Prop. thér. — L'écorce est employée contre le rhumatisme, la goutte, les sueurs nocturnes des phtisiques, et surtout les diarrhées rebelles.

La *paracotoïne* jouit des mêmes propriétés, mais est moins énergique (Dr Huchard).

Mode d'emploi. Doses. — Poudre de racine, 25 centigrammes. — Teinture 1/10, de 10 à 60 gouttes. — Cotoïne, de 30 à 40 centigrammes, dans 120 grammes de véhicule additionné de 1 gramme de bicarbonate de soude et de 20 grammes de glycérine. — Paracotoïne, de 10 à 30 centigrammes.

Créosotal. — Prép. — Dans une solution de créosote sodée on fait passer un courant d'acide carbonique tant que la solution est alcaline. La créosote carbonatée se sépare de la solution, on la lave avec une solution alcaline, puis on chauffe modérément pour chasser l'humidité (M. J. Brissonet).

Desc. — Liquide visqueux à froid, fluide à chaud, neutre, de couleur ambrée, sans odeur, de saveur douce et huileuse. Densité à + 15° = 1,165. Insoluble dans l'eau, la glycérine, et l'alcool faible; soluble dans l'éther, le chloroforme, la benzine et l'alcool à 95°. Cent parties de créosotal contiennent 90 parties de créosote.

Prop. phys. — Le créosotal ne trouble pas les fonctions digestives; on peut en absorber de hautes doses sans malaise, 10, 15 et 20 grammes par jour.

Il se dédouble dans l'intestin en ses composants, créosote et acide carbonique. Il en résulte une action lente et continue de ce médicament.

La créosote se retrouve dans l'urine une demi-heure après l'ingestion de son carbonate.

Prop. thér. — La créosote est considérée comme le médicament le plus actif contre la tuberculose, mais elle ne peut être ingérée qu'à petites doses, tellement elle est caustique. Ce grave inconvénient n'existe plus dans l'emploi du créosotal. Là, la créosote est dissimulée dans une combinaison neutre, ce qui permet d'en donner des doses qu'on ne saurait atteindre avec la créosote. Il en résultera donc un progrès dans le traitement de la tuberculose.

Crésalol. — Syn. — Salicylate de crésol, Paracrésalol, Éther paracrésylsalicylique ($C^{14}H^{6}$) ($C^{14}H^{6}O^{6}$). Homologue supérieur du salol, préconisé par Nencki.

Desc. — Corps cristallin, insoluble dans l'eau, difficilement soluble dans l'alcool. N'a pas de saveur, possède une odeur rappelant celle du salol. Fond à 36°.

Prép. — On chauffe à haute température, poids moléculaires de salicylate de soude et de crésylate de soude, avec un perchlorure de phosphore. La réaction se traduit par la formation de crésalol et de produits secondaires, notamment du chlorure de sodium et de l'anhydride phosphorique. On traite le produit de l'opération par de l'eau qui, s'emparant du chlorure de sodium et de l'anhydride phosphorique, permet d'isoler le crésalol, que l'on purifie par des cristallisations répétées dans de l'alcool.

Prop. phys. — Le crésalol se dédouble dans l'organisme en ses composants, le crésylol et l'acide salicylique. Nencki a administré à un chien du poids de 16 kilos, 16 grammes de crésalol en vingt-quatre heures par doses de 4 grammes, sans avoir observé de phénomènes fâcheux.

Prop. thér. — Il possède des propriétés antiseptiques très analogues à celle du salol. Il est préférable à ce dernier dans certains cas, quand, par exemple, on veut effectuer l'antisepsie de l'intestin à l'aide d'une substance relativement inoffensive.

Mode d'emploi. Doses. — Cachets médicamenteux

contenant $0^{gr},25$ de crésalol, à la dose de 1 à 8 par jour.

Crésyl. — Antiseptique découvert et préparé par M. Jeyes.

Comp. — Composé complexe, formé de créosote, d'huiles lourdes, d'huiles d'anthracine, il contient 51 p. 100 d'acide crésylique et 20 p. 100 de naphtaline.

Prop. thér. — Ce produit jouit de propriétés désinfectantes très appréciables. Il n'est pas toxique ; il se mêle à l'eau en toute proportion, c'est un excellent cicatrisant.

Usité contre la gangrène, le choléra, la fièvre typhoïde, pour le pansement des plaies et ulcères. Employé avec succès dans la médecine vétérinaire, comme antiseptique et désinfectant.

Mode d'emploi. Doses. — Lotions à la dose de 5, 10 et 15 p. 100. Pommade et savon à 10 p. 100.

Cuivre (Phosphate de). — Prop. thér. — M. Luton considère que la guérison de la tuberculose peut être obtenue au moyen de phosphate de cuivre à l'état naissant et solubilisable dans un milieu alcalin. Dans cette combinaison, le cuivre jouerait un rôle spécifique et le phosphore celui d'un agent dynamisant, et il ajoute que l'indication d'un tonique spécial s'impose à la suite de la médication spécifique pour confirmer la guérison et prévenir les rechutes.

Mode d'emploi. Doses. — Pilules d'acéto-phosphate de cuivre :

Acétate neutre de cuivre..............	1 centigramme.
Phosphate de soude cristallisé.........	5 —
Poudre de réglisse et de glycérine.....	q. s. pour 1 pilule.

M. Liégeois les recommande dans la chlorose.

Potion à l'acéto-phosphate de cuivre :

Acétate neutre de cuivre.............	5 centigrammes.
Phosphate de soude cristallisé......	59 —
Potion gommeuse..................	125 grammes.

par cuillerée à bouche; nombre à déterminer.

Mixture de phosphate de cuivre, pour injections hypodermiques:

Phosphate de cuivre récemment précipité.	1 centigramme.
Glycérine pure et eau distillée..........	5 grammes.

Mêler au moment de l'emploi. M. Luton recommande une dose initiale de 1 décigramme de sel cuprique.

Curare. — Syn. — *Strychnos toxifera* Schomb., *Strychnos triplinervia*, *Strychnos Castelneana.*

Desc. — Arbre de la famille des Solanacées-Loganiées, qui croît dans l'Amérique du Sud.

Prép. — Le curare est l'extrait préparé avec les feuilles. Le principe actif est la *curarine* $C^{10}H^{15}Az$, alcaloïde sans oxygène, dont l'action est 20 fois plus forte que celle du curare.

Prop. thér. — Employé dans le traitement du tétanos, de l'épilepsie, de la chorée et de la rage.

Dose. — 5 centigrammes pour 1 gramme d'eau, en injections hypodermiques.

Cypripedium pubescens Willd. — Syn. — Sabot de Vénus.

Desc. — Plante de la famille des Orchidacées, qui croît dans l'Amérique du Nord.

Part. empl. — Le rhizome.

Prép. — On prépare le *cypripédin* en précipitant par l'eau la teinture alcoolique.

Prop. thér. — Tonique, stimulant, antispasmodique et diaphorétique.

Le cypripédin, outre les propriétés de la racine, est

narcotique. On peut le prescrire pour les enfants, en place de l'opium. On s'en sert pour combattre les maladies nerveuses et l'épilepsie.

Mode d'emploi. Doses. — Extrait fluide de la racine, de 16 à 20 centigrammes. — Poudre de rhizome, 1 gramme.

Damiana. — Syn. — *Turnera aphrodisiaca, Turnera ulmifolia* L., *Turnera opifera.*

Desc. — Plante de la famille des Turnéracées, qui croît au Brésil, à la Jamaïque, au Mexique et en Californie.

Prop. thér. — Employée comme aphrodisiaque et diurétique; à la Jamaïque, elle passe pour tonique et expectorante, et au Brésil, pour astringente.

Le Dr Chesnais, de Romilly, a traité de nombreux malades avec de la teinture à 1/5 de damiana et a obtenu d'excellents résultats :

1° Dans l'albuminurie néphrétique consécutive à des scarlatines. M. le Dr Chesnais a obtenu la disparition complète de l'albumine au bout de huit jours avec 3 grammes de teinture par jour;

2° Dans l'albuminurie cardiaque, guérison au bout de seize jours avec 6 grammes de teinture par jour. Dans ce cas, l'état général fut complètement amélioré, car la damiana agissait comme tonique;

3° Comme tonique des voies génito-urinaires, le Dr Chesnais a constaté que dans plusieurs cas d'impuissance due à la faiblesse des organes par suite d'excès, au bout de quinze jours, à la dose de 6 grammes par jour, la teinture de damiana avait rendu la force génésique aux malades.

La damiana est un tonique général et non un aphrodisiaque proprement dit et son action est durable.

L'infusion est employée contre la dyspepsie, l'indigestion, les paralysies, les affections de la moelle épinière, des reins et de la vessie, l'albuminurie néphrétique, le diabète.

C'est un tonique nerveux dans l'amaurose, et un tonique du système génito-urinaire.

Stimulant, anti-catarrhal, indiqué dans les convalescences lentes.

MODE D'EMPLOI. DOSES. — Comme tonique, en décoction, à la dose de 30 grammes par litre. — En infusion (10 p. 1000), à la dose de 60 à 125 grammes chaque fois. — Teinture à 1/5, de 3 à 10 grammes. — Extrait fluide, de 2 à 8 grammes, 3 fois par jour. — Extrait mou, de 15 à 40 centigrammes.

Danais fragrans Gaert. — SYN. — Liane bœuf.

DESC. — Liane de la famille des Rubiacées, que l'on trouve dans les îles de l'Océan Indien.

PART. EMPL. — La racine et l'écorce du bois.

COMP. — Contient un glucoside, la *danaïdine*, $C^{14}H^{14}O^{8}$ (Schlagdenhaufen).

PROP. THÉR. — On emploie le suc frais pour cicatriser les plaies. La racine est tonique, fébrifuge. Le bois est usité contre les dartres.

DOSES. — Décoction de la racine (10 p. 1000), à la dose de 60 grammes à la fois.

Déhydrométhylphénylpyrazine. — $C^{11}H^{12}Az^{2}O$.

DESC. — Ce corps a des propriétés basiques accentuées et se présente, ayant cristallisé de la solution chloroformique, en beaux cristaux, fusibles à 120°, facilement solubles dans l'eau.

PRÉP. — On chauffe d'abord la phénylhydrazine et de l'acide B chloropropionique en solution alcoolique au bain-marie, jusqu'à ce qu'il ne reste plus de phénylhydrazine libre. Le produit que l'on sépare par l'agitation avec de l'eau est de la phénylpyrazine. Pour avoir le produit final on dissout 20 p. de ce corps dans 500 grammes de chloroforme et on ajoute 32 à 35 p. d'oxyde de mercure sec et l'on agite le tout. Deux atomes d'hydrogène sont ainsi éliminés, on a la *déhydrophénylpyrazine*, qui cristallise en lamelles aiguillées et fond à 154° C. Chauffée avec de l'iodure de méthyle et de l'esprit de bois à 100°, elle se transforme en *déhydrométhylphénylpyrazine*.

Prop. thér. — Antipyrétique et analgésique.

Dermatol. — Desc. — Substance pulvérulente absolument inodore, de couleur jaune safran, non hygroscopique et ne s'altérant ni à l'air, ni à la lumière. Il est insoluble dans les véhicules ordinaires, et, partant, ne peut être employé qu'en poudre.

Prép. — D'après le Dr B. Fischer, on fait dissoudre 15 p. de nitrate de bismuth dans 30 p. d'acide acétique glacial, on dilue dans 200 à 250 p. d'eau, on filtre et on ajoute au liquide filtré 5 p. d'acide gallique dissoutes dans 200 à 250 p. d'eau chaude. Le précipité jaune, après dépôt, est séparé par décantation du liquide surnageant et lavé et séché ensuite à 100°.

Prop. thér. — Le Dr R. Heinz l'a employé avec succès comme succédané de l'iodoforme en qualité d'antiseptique dans les usages les plus variés; il possède des proprietés astringentes et excitantes, qui exercent une influence très favorable sur la cicatrisation des plaies et des ulcères, et contribuent aussi à augmenter les effets microbicides du médicament.

L'action à la fois antiseptique, excitante et astringente et non irritante du dermatol, permet d'obtenir de très bons effets dans le traitement des eczémas humides, des brûlures, des ulcères variqueux, ainsi que de quelques affections oculaires et auriculaires. Enfin usité en potion contre la diarrhée.

Mode d'emploi. Dose. — Usage interne. Potion à la dose de 2 grammes de dermatol. — Usage externe, on saupoudre les plaies avec la poudre.

Derris elliptica. — Syn. — *Tuba root.*

Desc. — Plante de la famille des Légumineuses, qui croît dans l'Inde.

Part. empl. — La racine.

Comp. — M. Geshoff, de Java, a découvert un principe actif; ce n'est pas un glucoside ni un alcaloïde, mais une matière résineuse à réaction acide qui a été nommée *derride*. C'est, pour les poissons, l'un des plus violents poisons connus.

Prop. thér. — La racine a un goût extrêmement âcre, provoquant un flot de salive, comme la lobélie, et ensuite un sentiment d'engourdissement de la langue et du palais, d'épaississement au point d'altérer la parole. Les Javanais s'en servent pour empoisonner le poisson et les Malais pour leurs flèches; c'est un des ingrédients des poisons de flèches dénommés Siren et Ipoh.

Diabétine. — Desc. — La matière sucrée que sous le nom de *diabétine* M. Schering propose pour remplacer les aliments sucrés ou amylacés chez les diabétiques, est un corps sec, cristallisé, facilement soluble, d'une saveur sucrée caractéristique, complètement exempte de dextrine.

Prop. phys. — Les expériences de M. Külz ont montré la faculté qu'a le diabétique d'assimiler le sucre lévogyre. M. Külz a vu que l'absorption de 100 grammes de lévulose ne provoquait pas l'apparition de sucre dans l'urine d'un malade atteint de diabète léger, et que la proportion de sucre n'est pas augmentée dans la forme grave. Tout le sucre contenu dans l'urine est dextrogyre.

PROP. THÉR. — D'après l'auteur cette substance sera employée à cause de sa saveur sucrée; elle pourra servir également à préparer du chocolat, de la limonade, etc.

Diodosalicylique (Acide). — $C^{14}H^{8}Io_{2}O^{6}$.

DESC. — Poudre cristalline soluble dans l'alcool et l'éther.

PRÉP. — On dissout 1 p. d'acide salicylique dans 24 p. d'eau bouillante et on ajoute 1 p. d'iode et 1/3 d'acide iodique, le liquide se trouble, dépose un liquide oléagineux qui se prend en cristaux, qu'on lave à l'eau.

PROP. THÉR. — Analgésique, antiseptique, antithermique comme l'acide salicylique.

Le sel de soude est employé contre le rhumatisme articulaire à la dose de 0gr,2 de 1 à 4 fois par jour. Employé en médecine vétérinaire contre les épizooties, et contre les maux de sabot et de bouche de cheval.

MODE D'EMPLOI. DOSES. — Paquets et cachets à la dose de 0gr,2. Dose maximum 4 grammes.

Diphtérine. — SYN. — Oxyquinaseptol.

DESC. — Poudre jaune très soluble dans l'eau.

PRÉP. — A de l'acide sulfophénique ou aseptol on combine une molécule d'oxyquinoléine; on obtient le sulfate d'oxyquinoléine, auquel on combine une deuxième molécule d'oxyquinoléine.

PROP. BACT. — Antiseptique très énergique, peu toxique, supérieur à l'acide phénique.

PROP. THÉR. — On l'emploie en chirurgie sous forme de solution à 1 p. 100, mais il ne peut servir à aseptiser les instruments de chirurgie, qui sont noircis.

Le Dr Kronach a obtenu les meilleurs résultats contre le bacille de la diphtérie, le bacillus pyocyanus, le bacille du choléra et les staphylocoques.

Mode d'emploi. Doses — A l'intérieur, en solution ou cachets de 0,25 à 2 grammes; injections sous-cutanées à 0,25. — Pour usage externe, solution de 1 à 10 p. 100.

Dithiocarbonate de potasse. — Prép. — Ce sel est obtenu par l'action du sulfure de carbone sur une solution de potasse à l'ébullition, il répond à la formule ($K^2CO\ S^2$).

Desc. — Il se présente sous forme de masse cristalline déliquescente, rouge orange, très soluble dans l'eau, légèrement soluble dans l'alcool (E. Merck).

Prop. thér. — Les Drs Thommasoli et Vicini ont expérimenté ce sel avec de brillants résultats dans les eczémas avec croûtes pustulo-crustacées (en pommade à 10 p. 100); dans le psoriaris (pommade à 20 p. 100), dans le lupus, les plaies scrofuleuses et la teigne tondante.

Les solutions à 5 p. 100 ont toujours donné de bons résultats; à 10 p. 100, elles ont quelquefois provoqué une légère sensation de brûlure et une sécrétion abondante dans les glandes sébacées, surtout dans les cas de séborrhée, à 20 p. 100; elles ont fréquemment déterminé, particulièrement chez les enfants, une sécrétion excessive des pustules et des suppurations glandulaires.

Mode d'emploi. Doses.

Solution :

Dithiocarbonate de potasse....	5 ou 10 grammes.
Eau distillée..................	100 —

F. S. A.

Pommade :

Dithiocarbonate de potasse.....	1 ou 2 grammes.
Lanoline.....................	8 —
Vaseline.....................	2 —

Mêlez (E. Merck).

Dithiosalicylate de soude. — Desc. — Poudre grisâtre, hygroscopique, facilement soluble dans l'eau ; par le perchlorure de fer la solution se colore légèrement en pourpre ; par l'addition d'un acide, l'acide dithiosalicylique se sépare sous forme de gouttes jaunes résineuses, presque insolubles dans l'eau.

Prép. — L'acide dithiosalicylique forme deux combinaisons avec la soude.

Prop. phys. — Il abaisse rapidement la température, excepté chez les phtisiques.

Prop. bact. — Puissant antiseptique.

Prop. thér. — Le Dr Liedenborn a essayé les deux combinaisons à l'hôpital de Francfort dans plusieurs cas de rhumatisme articulaire. Celui des sels qu'il désigne sous le n° 2, sans en indiquer la composition, a donné des résultats comparables et même supérieurs à ceux du salicylate de soude.

Doses. — 20 centigrammes, matin et soir, dans les cas légers ; au besoin, on répète plusieurs fois la dose du soir, à une heure d'intervalle, sans inconvénients consécutifs.

Diurétine. — Syn. — Salicylate de théobromine et de soude.

Desc. — Poudre blanche, soluble dans l'eau.

Prop. thér. — Il a, de même que la caféine, une action diurétique, mais il a sur la caféine de nombreux avantages, que vantent von Schrœder, de Strasbourg, et Gram, de Copenhague : 1° la théobromine produit des effets diurétiques par son action directe sur les reins, comme le Dr von Schrœder l'a constaté par rapport à la caféine et la théobromine ;

2° la théobromine se distingue de la caféine, par ce qu'elle n'exerce pas une action stimulante centrale, c'est-à-dire qu'à l'encontre de la caféine elle ne cause pas d'insomnie, d'agitation, etc., qui sont nuisibles à l'action sur les reins et qui sont la cause de l'action incertaine de la caféine ; 3° la théobromine est, pour ainsi dire, une espèce de caféine, à laquelle manque l'action stimulante centrale, alors qu'elle produit en plein l'action sur les reins ; la théobromine a provoqué de bonnes diurèses, même dans les cas où la digitale et le strophanthus étaient sans effet ; 4° il ne convient pas d'employer la théobromine non combinée. Comme elle ne se dissout que dans environ 1,600 parties d'eau, à une température moyenne, son absorption est trop difficile et provoque facilement des vomissements.

Doses. — Environ 6 grammes par jour, à prendre par fractions de 1 gramme.

Doundaké. — Syn. — *Sarcocephalus esculentus* Afz.

Desc. — Plante de la famille des Rubiacées, qui croît au Sénégal.

Comp. — Contient une résine et un alcaloïde, la *doundakine* $C^{28}H^{19}AzO^{13}$ (Schlagdenhaufen).

Prop. phys. — MM. Bochefontaine, Féris et Marcus ont fait connaître l'action physiologique de cette écorce et de son alcaloïde.

Prop. thér. — Astringent, tonique et fébrifuge, capable de remplacer le quinquina et son alcaloïde, le sulfate de quinine. Recommandé dans l'anorexie, les troubles gastro-intestinaux, l'anémie, les cachexies, la scrofule, la paralysie et les maladies nerveuses.

Modes d'emploi. Doses. — Vin (30 grammes d'écorce pulv. pour 1 litre de vin). — Extrait hydro-alcoolique, de 15 à 20 centigrammes. — Poudre d'écorce, de 2 à 4 grammes. — Extrait aqueux, de 20 à 50 centigrammes. — Doundakine, de 20 à 25 centigrammes.

Duboisia myoporoïdes R. Br. — Desc. — Arbuste de la famille des Solanacées, qui croît en Australie.

Comp. — Contient un alcaloïde, la *duboisine*.

Part. empl. — Les feuilles.

Prop. thér. — Employé avec succès dans les maladies des yeux. M. le Dr Dujardin-Beaumetz l'a substitué à l'atropine dans le traitement de certaines ophtalmies et contre le goître exophtalmique.

L'extrait a été donné contre les sueurs nocturnes dans la phtisie, sans produire de mauvais effets sur l'appétit. Il procure un soulagement complet dans les cas graves de ténesme vésical, provenant de l'inflammation de la vessie.

M. Ostermayer pense que le sulfate de duboisine peut remplacer avec avantage l'hyoscine, surtout chez les malades atteints d'affections cardiaques ou vasculaires, chez lesquels l'administration de l'hyoscine n'est pas exempte de danger.

Le sulfate de duboisine, employé en injections hypodermiques, est un calmant et un hypnotique puissant dans les affections mentales, accompagnées d'excitation et d'insomnie.

Dans la majorité des cas, une injection hypodermique de sulfate de duboisine, à la dose de 1 à 3 milligrammes, produit après dix à quinze minutes un effet calmant très manifeste, suivi généralement, au bout de vingt à trente minutes, d'une action hypnotique non moins considérable. Dans les simples insomnies non compliquées d'excitation, 1 milligramme à 1 milligr. 1/2 de sulfate de duboisine suffisent pour obtenir l'effet hypnotique désiré; mais dans les cas d'excitation intense, les doses de l'alcaloïde doivent être portées jusqu'à 2 ou 3 milligrammes.

Mode d'emploi. Doses. — Duboisine, en collyre, à la dose de 5 centigrammes; eau 10 grammes. — Extrait 0gr,50 pour 1 gramme d'eau, en injection hypodermique.

Sulfate neutre de duboisine........	0gr,01
Eau de laurier-cerise...............	20 grammes.

Recommandé par M. le Dr Dujardin-Beaumetz à la dose d'une seringue par jour.

Dulcine. — Syn. — Paraphénétol carbamide, Sucrol.

Prép. — Ce corps est obtenu par l'action du cyanure de potassium sur le chlorhydrate de paraphénétidine; on l'obtient également en faisant agir 1 molécule d'oxychlorure de carbone sur 2 molécules de paraphénétidine, en solution dans la benzine ou dans le toluène.

Il se fait ainsi le corps $C^6H^4O^2C^5H$. Az·H CO Cl qui, traité par le gaz ammoniacal, donne la paraphénétolcarbamide :

$$C^6H^4OC^2H^5. \text{Az H. CO. AzH}$$

Desc. — Poudre cristalline, brillante, d'une valeur édulcorante deux cents fois plus énergique que celle du sucre. Point de fusion 160°.

Solubilité. — Elle est peu soluble dans l'eau froide, facilement soluble dans l'eau chaude, l'alcool, l'éther et le benzol.

1 litre alcool à 95°........	dissout.	40 grammes.
1 litre alcool à 30°........	—	13 —
1 litre alcool à 25°........	—	9 —
1 litre d'eau distillée à 18°..	—	1gr,85

Réaction — On ajoute au liquide 1/20e de son poids de carbonate de plomb; on évapore au bainmarie en consistance de bouillie épaisse, et on traite la masse à plusieurs reprises par l'alcool concentré.

Les liquides alcooliques sont évaporés à siccité, et le résidu est traité par l'éther. Ce dernier est filtré et évaporé. On obtient ainsi de la dulcine presque pure, que l'on reconnaît à sa saveur sucrée et à ses réactions. On ajoute 2 gouttes d'acide phénique et 2 gouttes d'acide sulfurique concentrés; on chauffe quelques minutes; puis, après addition de quelques centimètres cubes d'eau au liquide rouge brun refroidi et placé dans un verre à réactifs, on laisse couler un peu d'ammoniaque ou de solution de soude caustique. La formation d'une zone bleue ou bleu violet, au point de contact des deux liquides, démontre la présence de la dulcine (Morpurgo).

Prop. phys. — Le Dr Kossel a constaté que la dulcine est dépourvue de toute propriété nocive. Administrée aux lapins et aux chiens, à la dose de deux grammes par jour, elle ne trouble pas les fonctions digestives et ne produit aucun désordre dans l'économie; et cette dose, qui correspond à 400 grammes de sucre, peut être continuée plusieurs mois sans inconvénients. Ewald a essayé la dulcine chez l'homme et en a obtenu des résultats complètement satisfaisants.

Prop. thér. — Son pouvoir sucrant est presque le même que celui de la saccharine et la saveur est plus agréable; il est aussi plus développé que celui du sucre de canne; mais elle ne peut remplacer complètement ce dernier, car ce n'est pas un aliment et elle ne peut communiquer aux liquides ni la densité ni la viscosité.

La dulcine possède un goût sucré pur, sans saveur désagréable accessoire; elle n'altère pas les mets auxquels on l'ajoute. On peut l'utiliser pour sucrer les liquides denses et les aliments solides. Le Dr Pachkis la recommande pour le lait, le café, le thé, les compotes et les mets farineux. La dulcine, pas plus que le sucre, ne fait disparaître la saveur amère des sels de quinine, mais elle exalte l'arome des produits aromatiques. Par rapport à ses applications à la pharmacie, le Dr Pachkis s'exprime ainsi : La dulcine se comporte de la même manière vis-à-vis des médicaments : ceux qui ont un goût amer accentué, comme une solution de sulfate de quinine, conservent leur amertume. La saveur amère de la morphine est plus atténuée par la dulcine que par le sucre.

En résumé, la dulcine est un condiment d'un goût agréable et d'une saveur sucrée intense. D'après le Dr Pachkis, ce composé ne produit aucun trouble dans l'organisme humain et animal et, chimiquement, c'est une substance très stable.

Eau naphtolée. — Dans un tonneau de 200 litres d'eau, on délaye 1,000 grammes de naphtol β. On agite et on laisse déposer. Chaque fois qu'on puise de l'eau naphtolée, on rajoute de nouvelle eau, on agite et on laisse reposer, et ainsi de suite.

Un litre d'eau renferme 0gr,25 de naphtol.

Naphtol	20	grammes.
Éther	25	—
Vaseline	100	—

Eau oxygénée. — Desc. — Corps liquide, de consistance de la glycérine, sans odeur; densité = 1,452. Soluble dans l'eau et l'alcool et un peu dans l'éther. Mais au contact de beaucoup de corps chimiques, elle se décompose (bioxyde de manganèse, fibrine); elle détone avec l'oxyde d'argent.

Prép. — On fait agir le bioxyde de baryum pulvérisé par petites portions sur de l'acide chlorhydrique ou de l'acide fluorhydrique dilué. On purifie par addition d'acide sulfurique, puis de sulfate d'argent ou en distillant dans le vide.

PROP. THÉR. — Antiseptique très puissant et même le plus puissant connu. Employée pour des pansements chirurgicaux pure et surtout étendue. Son usage prolongé altère la peau, aussi convient-elle mieux à faire des lavages que des pansements fixes.

Coupée dans la proportion de une cuillerée à bouche pour 1 litre d'eau distillée récemment bouillie, elle est usitée comme antiseptique du tube digestif dans la fièvre typhoïde ou le choléra; on peut s'en servir dans cette proportion comme antiseptique des voies urinaires et en gynécologie.

Elaterium Momordica L. — SYN. — Concombre sauvage.

DESC. — Plante de la famille des Cucurbitacées, qui croît en Europe.

PART. EMPL. — L'extrait du suc de fruits.

COMP. — Contient un alcaloïde, l'*élatérine*, cristallisé, insoluble dans l'eau, soluble dans l'alcool et le chloroforme; formule $C^{20}H^{28}O^{5}$.

PROP. THÉRAP. — Drastique hydragogue, usité lorsqu'une affection cardiaque est compliquée de lésion du rein. Purgatif drastique violent. Irritant à l'extérieur, occasionnant des boutons et même des ulcères.

MODE D'EMPLOI. DOSES. — Teinture. — Poudre, de 0gr,01 à 0gr,025. — Teinture 1/5, de 10 à 30 gouttes. — Élatérine, de 1 à 5 milligrammes.

Élixir parégorique. — M. le Dr C. Paul a publié récemment une formule d'élixir parégorique :

Teinture d'extrait d'opium........	60	grammes.
Acide benzoïque.................	2	—
Teinture de cannelle.............	5	—
Vin de Madère..................	40	—
Essence d'anis..................	XXV	gouttes.

1 gramme ou 20 gouttes de cet élixir représentent 0gr,05 d'extrait d'opium (Dr C. Paul).

Élixir parégorique d'Édimbourg. — Syn. — Teinture d'opium anisée ammoniacale.

Opium	8	grammes.
Safran	12	—
Acide benzoïque	12	—
Essence d'anis	2	—
Ammoniaque liquide	150	—
Alcool à 86°	350	—

Six grammes de cet élixir contiennent 0gr,05 d'extrait d'opium.

Élixir parégorique de Dublin. — Syn. — Teinture d'opium camphrée. (Codex, 1866.)

Extrait d'opium	3	grammes.
Acide benzoïque	3	—
Huile volatile d'anis	3	—
Camphre	2	—
Alcool à 60°	650	—

Dix grammes de cet élixir renferment 0 gr. 05 d'extrait d'opium.

Élixir parégorique de New-York.

Opium	3gr,88
Acide benzoïque	3gr,88
Camphre	2gr,58
Essence d'anis	3 grammes.
Safran	2 —
Alcool à 60°	945 —

Vingt-cinq grammes de cet élixir renferment 0gr,05 d'extrait d'opium.

Pour éviter toute confusion, il importe que le médecin indique, sur l'ordonnance, la nature de l'élixir parégorique qu'il prescrit.

Embelia Ribes Burm. — Desc. — Arbuste de la famille des Myrsinées, qui croît dans l'Inde, près de Bombay.

Comp. — Il contient un acide; l'acide embellique $C^9H^{14}O^2$, dont on forme le sel ammoniacal.

Prop. thér. — Graines carminatives, toniques, utiles dans la dyspepsie et les maladies de la peau. Les fruits constituent un bon remède contre le ver solitaire, d'après le Dr Harris, de Simla, qui dit en avoir fait usage, avec succès, soit chez les indigènes, soit chez les Européens.

Le Dr Warden emploie comme tænifuge le sel ammoniacal $C^9H^{13}O^2AzH^4$; poudre rouge garance, à la dose de 0,18 pour les enfants et 0,36 pour les adultes dans du miel.

Doses. — De 3 à 4 grammes de fruits pulvérisés, administrés le matin à jeun dans du lait.

Le principe actif, isolé, serait d'un emploi plus commode.

Entada gigalobium DC. — Syn. — Liane à bœuf, Châtaigner de mer, Calibeau.

Desc. — Plante de la famille des Légumineuses-Mimosées, qui croît à la Martinique et à Madagascar.

Part. empl. — La graine.

Comp. — M. A. Petit, en épuisant les graines par l'alcool, a obtenu un principe cristallisé qui serait un glucoside. Elle contient en outre de la saponine, huile fixe, amidon, albumine, glucose, résine, gomme, acide gallique.

Prop. phys. — Le principe actif est un poison assez violent ou amenant d'abord la paralysie du train postérieur, puis la mort, à la dose de 0gr,25 par kilo d'animal.

Prop. thér. — On l'a employé comme vomitif puissant. Il est tonique, fébrifuge, usité dans la débilité et les douleurs lombaires. Il possède des propriétés vermifuges et est employé comme contre poison.

Ergotinine. — Desc. — Alcaloïde, retiré du seigle ergoté, qui cristallise en petites aiguilles blanches; insoluble dans l'eau, soluble dans l'alcool, l'éther, le chloroforme (Tanret); se colore en rouge violet, puis en bleu dans l'éther additionné d'acide sulfurique étendu à 1/17 d'eau.

Prop. thér. — Très efficace dans l'hémostase (hémoptysie, épistaxis, hémorrhagie utérine ou rectale); employé aussi dans l'érysipèle et les affections cérébrales.

M. le Dr Christian a combattu les attaques épileptiformes qui surviennent dans le cours de la paralysie générale par des injections sous-cutanées d'ergotinine; deux injections ont suffi pour enrayer les attaques. M. Huchard l'a employée dans les mêmes cas.

Mode d'emploi. Doses. — Injection hypodermique :

Ergotinine	0gr,05
Acide lactique	0gr,01
Eau	10 grammes

Cette solution est injectée à la dose de 5 à 10 gouttes, soit de 1 à 5 milligrammes d'ergotinine.

Eryngium aquaticum L. — Syn. — Chardon étoilé, Herbe aux serpents.

Desc. — Plante de la famille des Ombellifères, qui croît dans l'Amérique centrale et aux Antilles.

Part. empl. — La racine.

Comp. — Contient du glucose, tannin, fécule et un glucoside (l'*éryngine*). (H. Bocquillon.)

Prop. thér. — On l'emploie comme fébrifuge dans les fièvres malignes, comme emménagogue et comme hydragogue dans l'hydropisie. La racine est encore un sudorifique puissant, sialagogue, diurétique et altérant; à doses élevées elle est émétique.

Mode d'emploi. Doses. — Décoction de 30 grammes

de racine par litre d'eau. — Teinture 1/5 de 1 à 5 grammes.

Erythrina Corallodendron L. — Syn. — Colorin.

Desc. — Plante de la famille des Légumineuses, qui croît au Mexique, aux Antilles et au Brésil.

Comp. — M. Francisco Rio de la Loza a extrait un alcaloïde, l'*érythrocoralloïdine.*

Prop. phys. — Les injections hypodermiques d'extrait (2 grammes), dissous dans l'eau, produisent chez l'animal des phénomènes d'engourdissement, de faiblesse, qui se terminent par la mort au bout de sept à huit heures, si l'animal est jeune et peu robuste.

Prop. thér. — Elle est d'un emploi usuel, dans l'Amérique du Sud, comme hypnotique et sédatif du système nerveux.

Elle a été étudiée expérimentalement par M. Bochefontaine, et cliniquement par M. le Dr Rey, médecin de l'asile de Ville-Évrard, et par M. Rio de la Loza.

M. le Dr Rey, avec 50 centigrammes d'extrait, obtient dans la folie avec agitation et insomnie, quelques heures de sommeil ; en donnant cette dose deux ou trois fois la nuit, de deux en deux heures, on a obtenu un sommeil calme.

C'est aussi un purgatif énergique et en même temps un diurétique.

Erythrophlœum guineense Don. — Syn. — Sassy, Casca, Mancone, Teli.

Desc. — Arbre de la famille des Légumineuses-Cæsalpiniées, qui croît dans la Guinée et au Congo. Les écorces ont été étudiées par M. Heckel, de Marseille.

Comp. — Contient de l'*érythrophléine*, alcaloïde qui a été isolé par MM. Hardy et N. Gallois.

Prop. phys. — L'écorce a une action spéciale sur le cœur, qui *s'arrête en systole*, et sur les muqueuses de l'estomac et de l'intestin, qui sont profondément altérées.

PROP. THÉR. — M. le Dr Dujardin-Beaumetz reconnaît qu'elle a les mêmes propriétés que la digitale, tonique du cœur et diurétique.

Le Dr Lewin l'emploie avec succès en collyre, et comme anesthésique pour les yeux.

L'alcaloïde est un fortifiant et un calmant du cœur; ses propriétés sont identiques à celles de la digitaline et de la picrotoxine.

DOSES. — Teinture à 1/10, de 5 à 10 gouttes, trois fois par jour. — Granules à 1/10 de milligramme, de 1 à 2 par jour.

Eschscholtzia californica Cham. — DESC. — Plante de la famille des Papavéracées, originaire de l'Amérique du Nord, répandue en Californie.

COMP. — Elle contient une petite quantité de morphine, une autre base et un glucoside.

PROP. THÉR. — C'est un soporifique atténué, propre à être administré aux enfants et aux personnes incommodées par les narcotiques violents. L'action calmante, analgésique, persiste assez longtemps après son administration.

DOSES. — De 2gr,50 à 10 grammes par jour.

Ésérine (Salicylate d'). — DESC. — Sel stable, bien défini, neutre, facile à peser et se conservant facilement.

PRÉP. — On l'obtient en saturant une solution d'ésérine dans l'alcool par une solution d'acide salicylique dans le même véhicule, on évapore l'alcool et on fait cristalliser.

PROP. THÉR. — Usité contre la chorée et le tétanos. On l'emploie en oculistique contre l'ulcère de la cornée, la mydriase, le glaucome, la névralgie oculaire.

MODE D'EMPLOI. DOSES. — Injections sous-cutanées

de 1 à 3 milligr. — Collyre à la dose de 1 centigramme.

Éther formyl-amidophénique.

Desc. — En écailles brillantes, insipide, soluble dans l'eau chaude, l'alcool et l'éther. Point de fusion, 69°.

Prép. — On l'obtient en remplaçant, dans la phénacétine, un groupe acétyle pour un groupe formyle.

Prép. thér. — Antipyrétique. Il agirait directement sur la moelle épinière, annihilant l'action de la strychnine; antidote de la strychnine et des autres poisons convulsivants et tétaniques.

Eucalyptéol $C^{20}H^{16},2HCl$.

Syn. — Bichlorhydrate d'eucalyptène.

Prép. — On prépare ce produit en faisant réagir l'acide chlorhydrique liquide sur l'essence d'eucalyptus. Il se forme un dépôt cristallin plus ou moins coloré que l'on purifie par des cristallisations dans l'éther de pétrole (M. Antoine et Lafage).

Desc. — Substance cristalline, insoluble dans l'eau et la glycérine, fond à 50°, bout à 115°. Odeur faible. Saveur amère.

Prop. phys. — D'après MM. Lafage et Lully, il ne produit pas d'effets toxiques, car administré sous la peau de cobayes ou dans l'estomac de cobayes ou de chiens, il a donné des effets utiles, sans aucun inconvénient pour l'animal, même à la dose de $4^{gr},10$ et jusqu'à 20 grammes.

Dans les expériences faites à la Faculté de médecine, ils ont pu constater que lors de l'absorption cutanée du médicament il y avait élimination surtout pulmonaire; élimination, au contraire, par les glandes salivaires ou l'intestin lors de l'ingestion stomacale.

Prop. thér. — Sa propriété de se décomposer dans l'intestin en chlorures alcalins et en un hydrate de carbure qui est entraîné dans l'économie, en fait un excellent antiseptique intestinal, qui peut être utilisé dans toutes les infections dont l'intestin est le siège, telles que fièvre typhoïde, diarrhée cholériforme, diarrhée verte, un antiseptique modificateur de l'expectoration et des autres produits d'excrétion, tels que les matières fécales et les urines. Il peut être employé avec avantage dans la bronchite chronique, la pneumonie, la gangrène et la phtisie pulmonaire.

MODE D'EMPLOI. DOSES. — On l'administre en cachets de 0gr,25, dans les intervalles des repas, à la dose journalière de 1 gramme à 1gr,50; mais on peut en donner, sans inconvénient, 2 à 3 grammes et même davantage en vingt-quatre heures. On le prescrit aussi sous forme de lavements ainsi formulés :

Bichlorhydrate d'eucalyptène........	2 grammes.
Huile d'olive stérilisée............	60 —
Jaune d'œuf........................	n° 1

F. S. A. — Pour un lavement médicamenteux, qu'on fait précéder d'un lavement évacuant ordinaire.

Les enfants prennent facilement le bichlorhydrate d'eucalyptène sous forme de saccharure délayé dans l'eau ou le lait. Les doses journalières sont chez eux de 0gr,25 au-dessous d'un an, de 0gr,30 à 0gr,50 de quatre à cinq ans, et de 0gr,50 à 0gr,75 au-dessus de cinq ans.

Eucalyptol. — DESC. — Huile volatile, d'odeur *sui generis*, aromatique, chaude, franche et agréable, insoluble dans l'eau, soluble dans l'alcool, l'éther, les huiles fixes et volatiles. Bouillant à 176°. Densité, 0,930 à 15° C.

PRÉP. — Essence retirée par distillation des feuilles de l'*Eucalyptus globulus* (Myrtacées) avec de l'eau. On recueille l'essence qui surnage. Formule $C^{24}H^{20}O^{2}$.

Le produit commercial est impropre aux injections hypodermiques. En faisant passer un courant de gaz acide chlorhydrique dans de l'eucalyptol brut placé dans un mélange réfrigérant, on obtient une masse cristalline, qui, exprimée et séchée, puis délayée dans l'eau, donne, après rectification, le produit.

Essai. — Dans un mélange réfrigérant, l'eucalyptol cristallise en longues aiguilles, fusibles à — 1°; c'est là un procédé facile pour vérifier sa pureté.

Prop. phys. — D'après E. Delpech, il s'élimine facilement par les voies respiratoires et par le rein.

Prop. thér. — Employé avec succès contre les bronchites et les catarrhes chroniques. Antiseptique puissant des voies aériennes. Usité en injections dans les affections de l'oreille et de l'urèthre.

Modes d'emploi. Doses. — Capsules contenant 20 centigrammes d'eucalyptol, à la dose de 3 à 5 par jour. — Injections.

Eugenia Cheken. — Desc. — Plante de la famille des Myrtacées, originaire du Chili.

Prop. thér. — Aromatique, astringent, expectorant et antiseptique. Employé contre l'inflammation purulente des bronches, la bronchite, le catarrhe de la vessie, etc. Au Chili, les feuilles fraîches sont employées contre les maladies des yeux, en exprimant le suc et en faisant des lotions. L'écorce est antidysentérique.

Mode d'emploi. Doses. — Infusion, 10 grammes pour 100 d'eau, en injections. — Sirop, 1 partie de feuilles pour 2 de sirop. — Extrait fluide, de 8 à 12 grammes, 3 à 4 fois par jour.

Eugénol. — Syn. — Acide eugénique. Formule $= C^{10}H^{12}O^{2}$.

Desc. — Liquide huileux, incolore, à odeur et saveur de l'essence de girofle, insoluble dans l'eau, soluble dans l'éther et l'alcool.

Prép. — On l'obtient en oxydant l'essence de girofle par le permanganate de potasse ou l'acide chromique.

Prop. thér. — Antithermique et antiseptique. Employé comme anesthésique, en odontologie.

Mode d'emploi. Doses. — Capsules gélatineuses. — Potion. — Lavement, 80 centigrammes pour les adultes et 20 centigrammes pour les enfants.

Eugénol acétamide. — Prép. — On l'obtient de l'eugénol à l'aide d'un procédé qui change successivement celui-ci en eugénate de soude, en acide eugénol acétique, en éther éthylique de l'acide eugénol acétique et en eugénol acétamide, celui-ci en dernier lieu s'obtient en soumettant l'éther éthylique de l'acide eugénol acétique à l'action d'une solution alcoolique d'ammoniaque.

Desc. — Ce composé est en aiguilles soyeuses lorsqu'il est cristallisé dans l'eau, en aiguilles fines lorsqu'il est cristallisé dans l'alcool; il fond à 110°.

Prop. thér. — Appliqué en poudre fine, il produit une anesthésie locale sans action irritante. Indépendamment des propriétés anesthésiques, ce composé jouit encore de propriétés antiseptiques : c'est ce qui explique la faveur de ce nouveu produit dans le traitement des plaies.

Si on l'applique sur la langue, à l'état de poudre fine, il insensibilise pour un temps plus ou moins long, la partie avec laquelle il s'est trouvé en contact, sans produire d'irritation.

On l'emploie à la place de la cocaïne, pour obtenir l'anesthésie locale.

Euphorbia pilulifera L. — Desc. — Plante provenant de l'Australie.

Comp. — Résine, chlorophylle, caoutchouc, tannin, acide volatil, mucilage 5,2 p. 100, sucre 1,2, albumine, cellulose 60,19 p. 100; oxalate de chaux.

Prop. phys. — Le principe actif est toxique pour les animaux à sang chaud. La dose toxique (Eloy) serait de 1 gramme de plante pour 1 kilo d'animal.

Prop. thér. — Introduit dans la thérapeutique française par M. le Dr Tison. Usité contre l'asthme, la bronchite et les autres affections des voies respiratoires, avec action légèrement narcotique. Substance très énergique, qu'il ne faut pas employer en décoction trop concentrée, de peur d'accidents.

Mode d'emploi. Doses. — Décoction, 30 grammes dans 2 litres d'eau à réduire à 1 litre; dose 60 grammes, 3 fois par jour. — Extrait fluide, de 10 à 30 gouttes.

Euphorine. — Syn. — Phényluréthane, Éther carbanilique, Phénylcarbonate d'éthyle. Formule $C^9H^{11}AzO^2$.

Desc. — Poudre cristalline blanche, d'une odeur aromatique, d'un goût un peu piquant rappelant celui du clou de girofle. Peu soluble dans l'alcool et assez soluble dans un mélange d'eau et d'alcool.

Prép. — 1° On l'obtient par l'action de l'éther chloroxycarbonique sur l'aniline (Willm);

2° Par l'action de l'alcool sur le cyanate de phényle.

Prop. thér. — M. le Dr L. Sansoni a trouvé que l'euphorine, employée à la dose de 1 gramme à 1gr,50 par jour, produit un abaissement considérable et prolongé de la température. La chute thermique est accompagnée de transpiration abondante, et l'élévation subséquente de la température amène le frisson. Parfois la température tombe au-dessous de la normale, mais ce collapsus thermique ne s'accompagne pas, au dire de M. Sansoni, de symptômes de collapsus cardiaque. Cependant, pour tâter la susceptibilité du malade, il conseille de commencer le traitement antithermique avec des doses d'euphorine ne dépassant pas 10 centigrammes. On peut dire d'une manière générale que, au point de vue de l'effet antithermique, 50 centigrammes d'euphorine équivalent à 1 gramme d'antipyrine.

Dans les affections rhumatismales, l'euphorine agit à la façon des salicylates et de l'antipyrine, sur lesquels elle ne paraît, d'ailleurs, présenter aucun avantage.

L'action analgésique de l'euphorine s'est montrée considérable dans l'orchite.

Appliquée sous forme de poudre sur les plaies et les ulcères, l'euphorine a donné, comme antiseptique, des résultats excellents. Cette même action favorable a été constatée dans les ophtalmies chroniques.

Le Dr Bergerio a essayé l'euphorine, en applications locales, dans 20 cas d'ulcérations du col, dont 4 étaient compliqués par l'éversion de la muqueuse : après cinq ou six applications les lésions marchaient vers la guérison.

Employée en insufflations et en solution alcoolique (1 : 3) l'euphorine amena la guérison de quelques cas d'endométrite septique.

Pour avoir une notion bien nette de l'action de l'euphorine, l'auteur évita dans tous ces cas l'emploi de n'importe quel antiseptique et, pour les lavages du canal génital, ne se servit que de l'eau stérilisée.

MODE D'EMPLOI. DOSES.

Euphorine..........................	5	grammes.
Traumaticine (solution de gutta-percha dans le chloroforme)........	20	—

On prescrit également les solutions suivantes :

Euphorine..........................	5	grammes.
Huile d'amande douce.............	100	—

ou bien :

Euphorine........................	5 grammes.
Alcool..........................	50 —

En solution alcoolique faible.

Cachets à la dose de 1 gramme à 1gr,50 comme antipyrétique et de 1gr,50 à 2 grammes, comme antirhumatismal.

Europhène. — Syn. — Iodure d'isobutylorthocrésyl.

Desc. — Poudre jaune à odeur safranée, légère. Insoluble dans l'eau et la glycérine; assez soluble dans l'alcool, l'éther, le chloroforme et les huiles fixes. Formule $C^{44}H^{29}Io.O^{4}$.

Prép. — On l'obtient en faisant agir l'iode sur l'isobutylorthocrésol, en solution alcaline. L'isobutylorthocrésol est obtenu en faisant agir l'alcool isobutylique sur l'orthocrésylol à une température élevée en présence du chlorure de zinc.

Prop. phys. — Il n'est pas toxique, on a pu en donner 3 grammes à des chiens sans inconvénient; il passe dans l'urine.

Prop. thér. — Siebel et Eichoff s'en sont servis avec succès pour le pansement des chancres mous ou indurés; ils l'emploient en poudre ou sous forme de pommade de 1 à 2 pour 100. Ils l'ont administré aussi en injections hypodermiques à des syphilitiques atteints d'accidents secondaires; à cet effet, ils font usage d'une solution huileuse contenant 1 gramme d'europhène pour 100 grammes d'huile d'olive, et ils injectent chaque jour 1/2 ou 1 centimètre cube de solution.

Eichoff a encore appliqué l'europhène au traitement de l'ulcère variqueux, du lupus ulcéré; ce médicament s'est montré sans efficacité contre l'eczéma, le psoriasis, le favus, etc.

En général, comme l'iodoforme et l'aristol, l'europhène ne paraît avoir d'action manifestement curative que dans les cas où il est appliqué sur des surfaces humides et sécrétantes.

Mode d'emploi. Doses. — Pommades, solutions huileuses pour injections; il ne faut pas dépasser, pour ces préparations, les proportions de 1 à 2 pour 100. Gaze et ouate antiseptiques à l'europhène en dissolvant celui-ci dans une solution éthéro-alcoolique et en imprégnant la gaze rapidement. Suppositoires, europhène dissous dans l'huile d'amandes douces et on ajoute du beurre de cacao.

Evonymus atropurpureus Jacq. — Syn. — Wahoo.

Descr. — Plante de la famille des Célastracées, qui croît dans l'Amérique du Nord.

Prop. thér. — Laxatif et stimulant hépatique. Puissant excitateur de la sécrétion biliaire.

Mode d'emploi. Doses. — Extrait fluide d'écorce, 2 à 6 grammes.

Exalgine. — Syn. — Méthylacétanilide. Formule $C^9H^{11}AzO$.

Desc. — Aiguilles ou larges tablettes blanches, suivant qu'elle a été obtenue par cristallisation ou qu'elle s'est prise en masse après distillation; peu soluble dans l'eau froide, plus soluble dans l'eau chaude, très soluble dans l'eau légèrement alcoolisée. Elle fond à 101° (Beilstein).

Prop. phys. — Les effets physiologiques et toxiques de l'exalgine ressemblent à ceux de l'antipyrine ; mais cependant l'exalgine paraît agir plus nettement sur la sensibilité et d'une façon moins active sur les centres thermogènes (Drs Dujardin-Beaumetz et Bardet).

Prop. thér. — On obtient des effets analgésiques, à

la dose de 25 à 40 centigrammes, prise en une seule fois, ou de 40 à 75 centigrammes, prise en deux fois dans les vingt-quatre heures. Cette action analgésique est très marquée et paraît supérieure à celle de l'antipyrine, et cela dans toutes les formes de névralgies, y compris les névralgies viscérales. Jusqu'à présent, on n'a pas eu à constater, dans son emploi, l'irritation gastro-intestinale, le rash et la cyanose notés dans l'usage de l'antipyrine ou de l'acétanilide, mais une seule fois un léger érythème.

L'exalgine s'élimine par les urines, modifie la sécrétion urinaire et agit, comme les antithermiques du même groupe, dans la polyurie diabétique, en diminuant la quantité de sucre et la quantité journalière des urines.

En résumé, l'exalgine est un puissant analgésique, qui paraît supérieur, à ce point de vue particulier, à l'antipyrine; elle est en outre beaucoup plus active, puisqu'elle agit à doses moitié moindres. Si l'on compare ce produit aux autres antithermiques analgésiques tirés de la série aromatique, on constate que, comme ces derniers, l'exalgine est à la fois antiseptique, analgésique, mais que cette dernière propriété paraît dominer dans ses effets thérapeutiques. (Dr Bardet.)

Mode d'emploi. Doses. — Potion, d'après le Dr Bardet :

Exalgine	2gr,50
Alcoolat de menthe	15 gr.

Dissoudre et ajouter :

Sirop	30 grammes.
Eau	105 —

Chaque cuillerée renferme 25 centigrammes de médicament; on donne de 1 à 3 cuillerées dans les vingt-quatre heures.

Sous forme alcoolisée :

Exalgine	4 grammes.
Rhum	40 —
Eau distillée	110 —

Cachets médicamenteux, à la dose de 25 centigrammes, répétés deux ou trois fois dans les vingt-quatre heures.

Extraits fluides américains. — Syn. — Fluid-extract.

Mode de prép. — Plusieurs confrères nous ayant demandé le mode de préparation des extraits fluides des plantes récemment introduits dans la thérapeutique, nous croyons utile de le consigner ici :

Plante médicamenteuse	100 grammes.
Glycérine pure à 30°	20 —
Alcool à 70°	Q. S.

Concasser finement la plante et l'humecter avec la glycérine étendue de son poids d'alcool à 60°.

La tasser ensuite aussi fortement que possible dans une allonge à déplacement et abandonner le produit à lui-même pendant 12 heures. Verser alors lentement à la surface 40 grammes d'alcool à 60° et prolonger le contact pendant 12 nouvelles heures.

Au bout de ce temps, laisser l'écoulement se faire lentement et continuer à lixivier avec l'alcool à 60° jusqu'à ce qu'on ait obtenu 80 grammes de colature qui sera mise en réserve.

A ce moment, changer de récipient et continuer la lixiviation avec de nouvel alcool à 60° jusqu'à épuisement.

Cette dernière colature est distillée ou évaporée au bain-marie jusqu'à consistance d'extrait mou. Redissoudre ce dernier dans Q. S. d'alcool à 60° pour avoir un poids total de 20 grammes et mélanger cette solution avec les 80 grammes de la première colature mise en réserve.

Laisser reposer pendant quelques jours, puis filtrer au papier.

Les extraits fluides ainsi obtenus représentent exactement poids pour poids la plante employée.

Extraits d'organes. — On désigne souvent sous ce nom diverses lymphes : nous avons cru devoir leur consacrer des articles spéciaux sous les noms de *Cardine*, *Liquide capsulaire*, *Liquide cérébral*, *Liquide pancréatique*, *Liquide testiculaire*, *Liquide thyroïdien*, *Nucléine*, *Sérum artificiel*.

Fabiana imbricata Rz. et P. — Syn. — Pichi ou Pitché du Chili.

Desc. — Arbuste de la famille des Solanacées, tribu des Nicotianées, qui pousse abondamment sur les frontières du Chili et de l'Araucanie. Cultivé aux environs de Marseille. A une odeur de vanille qui rappelle celle de l'extrait de gaïac.

Comp. — M. Limousin a étudié le bois et l'écorce, il y a constaté l'existence d'une assez forte proportion d'une substance résineuse, de deux glucosides, pas d'alcaloïde.

Prop. thér. — La décoction du bois prise en boisson, est considérée dans l'Amérique du Sud comme très efficace contre les affections déterminant la sécrétion d'urines purulentes. Elle aurait la propriété de désagréger les calculs urinaires et de favoriser leur expulsion. On l'emploie contre les catarrhes de l'appareil urinaire. M. le Dr Le Menant des Chesnais a mis en évidence ses propriétés antiseptiques et sédatives dans le catarrhe aigu et chronique de la vessie.

On l'emploie encore dans la dyspepsie, l'hydropisie.

C'est aussi un stimulant du foie, employé contre la jaunisse et toutes les affections causées par une sécrétion insuffisante de la bile.

Mode d'emploi. Doses. — Extrait fluide, 8 grammes dans un verre d'eau, 3 fois par jour. — Décoction, 30 gr. p. 1,000, à prendre par jour en 4 fois.

Fer (Albuminate de). — Prép. — On dissout dans un litre d'eau 35 grammes d'albumine sèche, on ajoute dans la solution 120 grammes de solution d'oxychlorure de fer (oxyde de fer hydraté dissous dans l'acide chlorhydrique à saturation), puis un litre d'eau et on agite. L'albuminate de fer se précipite, on le recueille, on le sèche.

La solution aqueuse d'albuminate de fer se prépare en dissolvant le précipité dans une solution de soude à 3 parties de soude pour 50 grammes d'eau. On ajoute de l'alcool pour conserver la solution.

Prop. thér. — Possède toutes les propriétés médicinales des ferrugineux, avec cet avantage qu'il est soluble et assimilable.

Doses. — De 0gr,30 à 0gr,50 d'albuminate de fer desséché par jour en 2 doses.

Fève des marais. — Syn. — *Vicia Faba* L.

Desc. — Plante de la famille des Légumineuses, qui croît dans toute l'Europe.

Prop. thér. — Les fleurs sèches ont été préconisées par M. le Dr Bouloumié contre les coliques néphrétiques et les douleurs de l'appareil urinaire, à la dose d'une pincée par tasse d'eau bouillante.

Les graines sont adoucissantes et résolutives et leur épisperme est astringent. On en fait une bouillie claire, préconisée contre les diarrhées légères.

Flacourtia cataphracta Roxb. — Desc. — Plante

de la famille des Bixacées, originaire de l'Inde et de l'Indo-Chine.

PART. EMPL. — Les feuilles.

PROP. THÉR. — Tonique et astringent.

M. Dymock la recommande contre l'enrouement, surtout chez les tempéraments bilieux. Elle soulage dans les nausées, et elle est tonique dans la cachexie. Elle est très efficace dans la diarrhée et la débilité générale.

MODE D'EMPLOI. DOSES. — Teinture 1/5, à la dose de 2 grammes. — Infusion, à la dose de 2 grammes.

Formanilide. — C^7H^7AzO.

PRÉP. — On fait bouillir pendant 1 heure équivalents égaux d'acide formique et d'aniline, on distille, et le formanilide se sublime.

DESC. — Corps blanc cristallisé en lamelles; soluble dans l'eau bouillante, l'alcool, l'éther, la benzine et le chloroforme.

PROP. PHYS. — Le Dr Neumann a étudié sur lui-même et sur un de ses collègues l'action anesthésique du formanilide (en solution à 20 p. 100) : instillé sur la langue, il provoque d'abord la sensation de morsure, puis survient de la pâleur et enfin de l'anesthésie. Par son pouvoir anesthésique le formanilide, tout en étant inférieur à la cocaïne, l'emporte sur l'antipyrine. De plus, l'action anesthésique de la cocaïne cesse après 20 minutes, tandis que celle provoquée par le formanilide persiste pendant 1 à 1 heure 1/2.

On voit que dans ce cas l'action physiologique dépend de la constitution chimique. D'après sa constitution chimique toute seule on pourrait déjà prédire l'efficacité du formanilide comme antipyrétique.

PROP. THÉR. — Le Dr Preisach l'a essayé sur 9 sujets en insufflations dans la gorge; 5 minutes après ces insufflations on observa une anesthésie complète et les malades avalèrent sans douleur aucune. L'anesthésie est presque aussi intense que celle à la suite de badigeonnage avec la cocaïne, mais sa durée est beaucoup plus longue : en moyenne elle dure de 2-16 heures, dans la majorité des cas de 10-12 heures. En même temps que l'anesthésie de la muqueuse on observa la perte de l'excitabilité réflexe. Comme phénomène secondaire fâcheux, on nota seulement une fois, pendant 1-2 secondes, l'accélération des battements cardiaques et la sensation de dépression.

Le Dr Meisels s'est servi du formanilide pour obtenir l'anesthésie de la muqueuse uréthrale ; en outre, il employa le formanilide en injections sous-cutanées (1 c. c. d'une solution à 3 p. 100) pendant quelques opérations : l'effet désiré fut obtenu très rapidement.

Le Dr Tauzk a prescrit le formanilide comme antipyrétique et antinévralgique : sous ces deux rapports, on peut le mettre à côté de l'antifébrine et de l'antipyrine ; parfois même il ne le cède en rien à la morphine.

Le Prof. Bokai a attiré l'attention sur l'action vasomotrice du formanilide supérieure à celle de l'antipyrine. Grâce à cette action vaso-motrice sur les vaisseaux de la muqueuse qui devient pâle, on le prescrira avec avantage dans toutes les inflammations douloureuses, telles que celles des amygdales, de l'arrière-gorge, etc.

Formol. — Syn. — Formaldéhyde, Aldéhyde formique. — Formule $C^2H^4O^2$.

Prép. — Le formol est produit par l'oxydation des vapeurs alcooliques de l'esprit de bois (alcool méthylique) sous l'influence d'un fil de platine porté à l'incandescence.

M. Trillat a indiqué un procédé industriel de la préparation du formol consistant à faire passer des vapeurs d'alcool méthylique sur du coke ou du charbon de cornue porté au rouge dans un tube de cuivre. On obtient par cette méthode le formol à l'état de solution aqueuse, et mélangé avec de l'alcool méthylique et peut-être avec des traces d'acide formique. On chasse par distillation les produits alcooliques et éthérés; la solution de formol est ensuite concentrée à 40 p. 100.

Prop. thér. — Antiseptique puissant, qui empêche les fermentations et empêche l'urine de se putréfier. Il abaisse la température de 1 à 2 degrés.

D'après le Dr Berlioz, le formol serait plutôt un infertilisant des microbes qu'un microbicide.

Franciscea uniflora Pohl. — Syn. — *Manaca*, Mercure végétal.

Desc. — Arbre de la famille des Scrofulariacées, originaire du Brésil et de l'Amérique centrale.

Comp. — Il contient un alcaloïde, la *manacine*, de formule $C^{14}H^{23}Az^{4}O^{5}$.

Prop. phys. — Toxique à doses élevées.

Prop. thér. — Le Dr Cauldwell a traité par l'extrait fluide 35 cas de rhumatisme et n'a eu qu'à s'en louer, surtout dans les cas subaigus avec peu ou point d'élévation de la température. Les Drs Cauldwell et Gottheil emploient de préférence l'extrait fluide, à la dose de 35 centigrammes à 2 grammes par jour, surtout dans le rhumatisme chronique.

Aux États-Unis, on fait usage du manaca comme altérant et antirhumatismal.

C'est aussi un puissant antiseptique, antisyphilitique, purgatif, emménagogue et diurétique.

Modes d'emploi. Doses. — On emploie surtout la racine en poudre, à la dose de 60 centigrammes, trois ou quatre fois par jour. — Décoction de la racine (10 à 15 p. 100). — Extrait fluide, préparé avec la racine, à la dose de 5 à 20 gouttes, trois fois par jour.

Gaïacol. — Formule $C^7H^8O^3$.

DESC. — Se présente sous forme d'un liquide à odeur aromatique agréable, bouillant à 200°, d'une densité de 1,1171 à 13°, donne avec l'acide sulfurique une coloration rose clair.

Il doit être conservé à l'abri de la lumière, dans des flacons opaques.

PRÉP. — Retiré par distillation fractionnée de la créosote de hêtre, où il se trouve en proportions élevées, jusqu'à 90 p. 100.

Il distille entre 200° et 205°; on le secoue avec de l'ammoniaque faible à plusieurs reprises, puis on le distille à nouveau ; il est dissous ensuite dans un volume égal d'éther et additionné d'une solution alcoolique concentrée de potasse caustique jusqu'à léger excès.

On lave le précipité qui se forme à l'éther, on le fait cristalliser dans l'alcool, et enfin on le sature avec de l'acide sulfurique dilué.

PROP. THÉR. — Préconisé par le Dr Sahli, à la place de la créosote de hêtre, qui se trouve toujours plus ou moins pure.

MODE D'EMPLOI. DOSES. — On emploie le gaïacol comme la créosote.

Gaïacol....................	2	grammes.
Alcool......................	20	—
Eau.........................	180	—

Une cuillerée à bouche après chaque repas.

Pilules et capsules de gaïacol, à la dose de 0,005 à 0,01.

Gaïacol benzoïque. — SYN. — Benzosol, Benzoïl-gaïacol, $C^{14}H^5O^3$.

DESC. — Cristaux incolores, fondant à 50°, sans odeur ni saveur. Il est soluble dans le chloroforme, l'éther et l'alcool bouillant, presque insoluble dans l'eau.

PRÉP. — Le gaïacol brut est transformé en sel de potasse et purifié par cristallisation dans l'alcool, on le chauffe au bain-marie avec la quantité calculée de chlorure de benzoïle, il se forme du benzosol qui est purifié dans l'alcool.

PROP. THÉR. — M. Bongart, qui l'a découvert, l'a préconisé à la place du gaïacol, dont il n'a pas le goût désagréable ni la saveur caustique.

Employé aux mêmes usages que le gaïacol.

Le Dr Piatkowski a obtenu de bons résultats du benzosol dans 8 cas de diabète. Dans tous, le sucre persistait, malgré le régime carné intensif. Sous l'influence du benzosol, la quantité d'urine, son poids spécifique et le sucre ont diminué (la disparition complète de sucre n'a pas été obtenue); le poids du corps a augmenté et l'état général s'est amélioré.

DOSES. — Mêmes doses que le gaïacol.

Gaïacol carboxylique (Acide). — SYN. — Gaïacol carbonique (acide). Formule $C^{14}H^{2}O^{4}C^{2}H^{4}O^{2}HO^{2}$.

DESC. — Corps cristallisé, fusible à 148°, donnant avec le perchlorure de fer une coloration bleue.

PRÉP. — On sature à froid et sous pression du gaïacol isolé par de l'acide carbonique. On chauffe ensuite toujours sous pression à une température supérieure à 100°.

Le produit est dissous dans l'eau, puis décomposé par de l'acide chlorhydrique.

PROP. THÉR. — Présenté comme ayant des propriétés antiseptiques et antipyrétiques.

Gallacétophénone. — Syn. — Trioxybenzol. $CH^3COC^6H^2(OH)^3$.

Descr. — Poudre jaune, soluble dans l'eau chaude, l'alcool, l'éther et la glycérine. Sa solubilité dans l'eau froide est faible, mais elle peut être considérablement augmentée par l'adjonction d'acétate de soude.

Prép. — Il dérive du pyrogallol en remplaçant 3HO par du méthylkétone.

Prop. thér. — Découvert et expérimenté par Nenckii, employé par le Dr von Ins avec succès dans le psoriasis. L'action se manifeste au bout de 12 heures. Il a l'avantage de ne pas salir le linge.

Mode d'emploi. Doses. — Pommade à 10 p. 100. Solution :

Gallacétophénone..................	4	grammes.
Acétate de soude..................	30	—
Eau chaude........................	100	—

Mêlez. — Usage externe.

Gallanol. — Syn. — Gallol, Gallanilide. $C^{13}H^{11}AzO^5$.

Prép. — M. Cazeneuve le prépare en chauffant l'acide gallotannique avec un excès d'aniline, pendant une heure environ vers 150°. La masse traitée par de l'eau acidifiée par l'acide chlorhydrique laisse déposer des cristaux que l'on purifie par des cristallisations successives dans l'alcool aqueux.

Desc. — Cristaux lamellaires d'une grande blancheur, qui perdent à 100° 2 molécules d'eau de cristallisation.

Le gallanol fond vers 205° en se colorant à peine et sans dégagement gazeux, ce qui le différencie du gallate d'aniline, lequel se décompose dès 110, c'est l'anilide de l'acide gallique.

Il est peu soluble dans l'eau froide, très soluble dans l'eau bouillante.

Réactions. — La solution colore en bleu le perchlorure de fer. Il se dissout bien dans l'alcool à 93° et assez bien dans l'éther à 65°. Il est insoluble dans le chloroforme, le benzène, la ligroïne. Il se dissout mieux dans les alcalis en se colorant ; mais l'altération n'est que partielle.

Prop. phys. — Chauffée à 150° pendant une heure avec le double de son poids d'acide chlorhydrique concentré, le gallanol s'hydrate et se dédouble en acide gallique et aniline.

Ce corps n'est pas toxique. A la dose de 4 grammes chez le chien, de 2 grammes chez l'homme, il ne donne lieu à aucune réaction inflammatoire.

Il est peu soluble dans l'eau (1 gramme dans 1 litre) ; grâce à cette insolubilité, l'absorption peut être limitée.

Le gallanol est un agent réducteur de la peau ; il n'a déterminé ni rougeur, ni inflammation, ni pigmentation de la peau.

Prop. thér.[1] — Le gallanol a été expérimenté récemment par MM. Cazeneuve et Rollet dans le traitement de certaines affections de la peau.

Ce corps a donné de très bons résultats dans l'eczéma chronique suintant qu'elle sèche en calmant très vite le prurit. Ce composé serait supérieur à l'acide chrysophanique et à l'acide pyrogallique dans le traitement du psoriasis et de l'eczéma de la face et du cuir chevelu ; il a l'avantage de ne pas tacher le linge.

Mode d'emploi. — Poudre de gallanol pour saupoudrer, soit pure, soit mélangée de talc.

Pommade de gallanol à la vaseline dans la proportion du trentième, du dixième, d'un quart.

Mixture de gallanol, chloroforme et alcool en badigeonnages au pinceau et recouverte d'une couche de traumaticine.

Gallobromol. — Syn. — Acide dibromogallique. $C^6Br^2(OH)^3CO\ OH$.

Prép. — On dissout 1 partie d'acide gallique dans 50 parties d'eau, et dans cette solution on verse petit à petit une solution de 5 parties de brome dans 150 parties d'eau. La solution filtrée est purifiée par addition d'un peu de carbonate de potasse et de bromure de potassium, décolorée au noir animal, filtrée, puis évaporée.

Desc. — Le gallobromol se présente sous l'aspect d'aiguilles blanches, très fines, très solubles dans l'alcool, dans l'éther et dans l'eau bouillante, et assez solubles dans l'eau froide pour qu'on puisse l'administrer en solution (100cc d'eau à 10° C. dissolvent 12 grammes environ d'acide dibromogallique). (Cazeneuve.)

Prop. phys. — Le Prof. Lépine a fait chez le chien quelques expériences sur la toxicité du gallobromol : à un chien de 11 kilogrammes, il a ingéré dans l'estomac 11 grammes de gallobromol. L'animal a vomi un quart d'heure plus tard une petite partie du gallobromol, ainsi qu'on a pu s'en assurer par la coloration rose qu'ont prise les matières vomies. L'animal est resté couché ; le cœur s'est accéléré ; puis, une demi-heure après, s'est beaucoup ralenti, en même temps que ses battements sont devenus très forts. Déjà la respiration s'était ralentie et était devenue très ample. La température s'est élevée de quelques dixièmes de degré ; puis l'animal a été pris de quelques convulsions des pattes ; les pupilles se sont dilatées ; il est devenu presque inerte et a succombé environ deux heures après l'ingestion du médicament. Comme il en a vomi une petite partie, on ne peut dire exactement quelle dose a amené la mort en deux heures. Elle a été en tous cas *inférieure* à 1 gramme par kilogramme d'animal.

Prop. thér. — Le Professeur Lépine a eu d'excellents résultats dans le traitement de l'épilepsie, il a pu enrayer des attaques épileptiques. De même dans la chorée chronique, ce médicament a bien réussi.

Mode d'emploi. Doses. — Le gallobromol s'emploie en cachet de 0,50 à la dose de 1 à 8 par jour.

Gelsemium sempervirens. — Syn. — Jasmin jaune.

Desc. — Plante de la famille des Solanacées, qui croît aux États-Unis.

Comp. — Le principe actif est la *gelsémine* $C^{12}H^{14}AzO^2$, qui donne des réactions analogues à celles de la strychnine.

Prop. thér. — C'est un sédatif nerveux et artériel, employé dans les fièvres bilieuses et rémittentes, le délire, l'épilepsie, la blennorrhagie aiguë, l'inflammation de la plèvre, les affections névralgiques du trijumeau et des nerfs dentaires. Il est très actif et il doit être manié avec précaution.

Mode d'emploi. — Extrait fluide par déplacement :

Gelsemium en poudre.............	10 grammes.
Alcool à 94°..........................	q. s.

Pour faire 100 gr. d'extrait fluide.

Teinture :

Gelsemium en poudre.............	15 grammes.
Alcool à 94°..........................	q. s.

Pour obtenir 10 gr. de teinture.

Doses. — Extrait fluide, de 0gr,05 ou 0gr,10 à 0gr,20, trois fois par jour. — Poudre de racine, 10 à 15 centigrammes. — Teinture, de 5 à 15 gouttes.

Geranium maculatum L. — Syn. — *Alum Root.*

Desc. — Plante de la famille des Géraniacées, qui croît aux États-Unis.

Part. empl. — Les racines.

COMP. — Contient un alcaloïde, la *géranine*.

PROP. THÉR. — Astringent puissant, indiqué dans la diarrhée chronique et le choléra infantile, les hémorrhagies, les maux de gorge et les ulcérations de la cavité buccale. Schœmaker dit qu'il est très utile dans les hémoptysies et les hémorrhagies internes et externes.

MODE D'EMPLOI. DOSES. — Racines pulvérisées, de 1 à 2 grammes. — Décoction (30 pour 600 grammes d'eau), à la dose de 60 gr. — Extrait fluide, de 1gr,25 à 2 grammes. — Géranine, de 0gr,05 à 0gr,25.

Glycéro-alcoolés. — M. A. Petit, considérant avec raison que la forme de granules sous laquelle on délivre les médicaments toxiques a des inconvénients au point de vue du dosage et de l'absorption, présente un mode nouveau d'administration des médicaments actifs.

M. A. Petit établit la formule suivante :

Pour 1000 cc. { Glycérine (D = 1250 à 15°: 333 grammes.
Eau distillée 147 grammes.
Alcool à 95° q. s. pour obtenir un litre à 15°.

Au moment du mélange il y a contraction et élévation de température.

Un centimètre cube pèse 1 gramme.

Cette formule présente l'avantage que 1 gramme ou 1 centimètre cube correspond exactement à 50 gouttes (ce qui permet de donner au début des doses de 1/50 de millig.).

Ce véhicule présente en outre les avantages suivants : 1° conservation indéfinie ; 2° évaporation rendue difficile par la viscosité du liquide ; 3° solubilité complète assurée dans la plupart des cas, même quand le liquide est étendu d'eau.

On peut préparer ainsi les glycéro-alcoolés de digitaline cristallisée, de nitrate d'aconitine cristallisée, de strophanthine, d'ouabaïne, au millième, et ceux de picrotoxine et de monosulfure de sodium au centième.

Glycéro-alcoolé de digitaline cristallisée au millième :

Digitaline cristallisée................	1 gramme.
Liquide glycéro-alcoolique...........	q. s.
pour faire un litre à 15°.	

Faites dissoudre.

Gossypium herbaceum L. — Syn. — Cotonnier.

Desc. — Plante de la famille des Malvacées, qui croît en Asie, en Afrique et dans le sud de l'Europe.

Prop. thér. — Son action équivaut à celle du seigle ergoté. L'extrait provoque même des contractions utérines plus sûrement que l'ergot. On en fait usage dans l'aménorrhée, la dysménorrhée.

Mode d'emploi. Doses. — Extrait fluide :

Écorce de racine de cotonnier..............	100
Glycérine................................	35
Alcool à 94°.............................	q. s.

Pour faire 100 gr. d'extrait fluide; à la dose de 4 à 15 grammes par jour. — Infusion, 10 grammes d'écorce, 2 fois par jour. — Décoction, 120 grammes pour 1,200 grammes d'eau, à la dose de 60 grammes toutes les demi-heures.

Gouania domingensis. — Syn. — *Jamaïca Chewstrik.*

Desc. — Plante de la famille des Rhamnacées, qui croît aux Antilles.

Part. empl. — La tige et l'écorce.

Comp. — Contient de la saponine et un principe amer.

Prop. thér. — Employée comme tonique dans les dyspepsies et les affections pulmonaires. Aux États-

Unis, on la mâche fréquemment après le repas, pour faciliter la digestion.

La poudre, recommandée comme dentifrice, raffermit les gencives et rafraîchit l'haleine. — Gargarisme astringent et agréable.

Grindelia robusta Nut. — Desc. — Plante de la famille des Composées, qui croît dans le sud des États-Unis.

Part. empl. — La plante entière.

Comp. — La résine serait la partie active.

Prop. thér. — Utilisée contre la coqueluche, l'asthme avec spasmes, les affections des bronches. Efficace pour atténuer la fréquence et la violence des accès. Spécifique pour guérir l'irritation causée par le suc du *Rhus Toxicodendron*, et l'irritation des maladies de peau. MM. C. Paul et Huchard l'ont employée avec succès dans l'emphysème.

Mode d'emploi. Doses. — Extrait fluide, préparé avec les feuilles et les sommités fleuries :

Grindelia en poudre n° 30	100
Alcool à 94°	q. s.
Eau distillée	q. s.

Pour faire extrait 100 gr.

On mêle 3 parties d'alcool avec une partie d'eau distillée, et ce mélange sert à préparer l'extrait fluide, d'après le procédé habituel. L'extrait fluide doit être donné dans de l'eau sucrée ou du lait, en remuant le breuvage, pour empêcher la résine d'adhérer au verre, à la dose de 2 à 4 grammes, toutes les trois ou quatre heures. — Teinture 1/5, de 30 à 40 gouttes :

Teinture de grindelia robusta	30	grammes.
— de convallaria maialis	10	—
— de scille	5	—

à la dose de 15 gouttes 3 fois par jour, employé par le Dr Huchard contre la néphrite.

Guaco. — Syn. — *Mikania Guaco* H. B., *Eupatorium saturæfolium* Lam.

Desc. — Plante grimpante, de la famille des Composées, qui croît dans l'Amérique du Sud, au Vénézuela et en Colombie.

Comp. — Contient une substance résinoïde amère, la *guacine*.

Part. empl. — La plante entière.

Prop. thér. — Employée contre la morsure des serpents, les fièvres intermittentes, les rhumatismes, la goutte, la rage, la syphilis et le choléra.

Mode d'emploi. Doses. — Suc frais, comme alexitère sur la plaie. — Extrait fluide, de 1 gramme à 3 grammes. — Infusé, 20 grammes pour 1,000. — Teinture de 1/6, de 2 à 4 grammes. — Teinture alcoolique et éthérée, pour l'usage externe.

Guaycurru. — Syn. — Baycurru, *Statice Brasiliensis*.

Desc. — Plante de la famille des Plombaginées, qui croît au Brésil, dans la République Argentine et au Chili.

Part. empl. — La racine.

Prop. thér. — Molina la considère comme le plus puissant astringent du règne végétal et l'emploie contre la dysenterie et les ulcères atoniques.

Mode d'emploi. Doses. — A l'extérieur, fomentations.

A l'intérieur, inhalations. — Décoction (1 p. 1,000 grammes d'eau), à la dose de 30 grammes. — Teinture 1/8, à la dose de 2 à 4 grammes.

Guazuma ulmifolia Desf. — Desc. — Plante de la famille des Malvacées, qui croît aux Antilles et au Brésil.

Part. empl. — L'écorce.

PROP. THÉR. — Astringent mucilagineux, sous forme de sirop, dans les fièvres chaudes. Dépuratif dans les maladies cutanées, la rogne et autres affections du cuir chevelu. Au Brésil, on s'en sert comme topique pour les ulcères et les blessures.

MODE D'EMPLOI. — Décoction, 30 grammes d'écorce, que l'on fait bouillir une demi-heure dans un demi-litre d'eau.

Gymnema silvestre R. Br. — SYN. — Merasingi.

DESC. — Plante de la famille des Asclépiadées, qui a pour patrie le Dekkan, l'Assam et la côte de Coromandel.

COMP. — On retire des feuilles, dans les proportions de 6 p. 100, l'*acide gymnémique*, allié à une base encore non définie $C^{32}H^{55}O$.

PROP. THÉR. — L'écorce pulvérisée sert depuis longtemps déjà, chez les indigènes, contre les morsures de vipères, et sa décoction est appliquée sur les plaies sous la forme de cataplasmes.

Elle produit des effets analogues à ceux de l'ipéca.

PROP. THÉR. — Produit l'anesthésie des nerfs sensitifs de la déglutition (ageustie) et sert pour faire absorber des médicaments amers ou nauséeux.

Habzelia ethiopica DC. — SYN. — *Unona ethiopica* Dun, Hinteah.

DESC. — Plante de la famille des Anonacées, qui croît au nord de l'Afrique.

PROP. THÉR. — Les semences seraient employées dans la petite vérole. — Les tiges agissent comme stimulant des membranes muqueuses. — Le fruit est employé, comme le cubèbe, contre la blennorrhagie et la diphtérie.

Hamamelis virginiana Lam. — SYN. — *Witch Hazel*. Noisetier de Sorcière.

DESC. — Arbre de la famille des Saxifragacées-Hamamelidées, qui croît aux États-Unis.

PART. EMPL. — Les feuilles, cueillies en automne.

COMP. — Contient de l'*hamaméline*, produit résineux mélangé à un alcaloïde.

PROP. THÉR. — Tonique, astringent contre les hémorrhoïdes et les hémorrhagies. Action décongestive, sédative, régularisant la circulation en agissant sur le système vaso-moteur, dilatateur et constricteur; ce qui explique son action hémostatique dans les stases sanguines, dans les dilatations variqueuses profondes ou superficielles.

PROP. TOX. — Doit être donné avec prudence. Des troubles de la circulation ont été observés dans plusieurs cas où la dose de 20 gouttes par jour avait été dépassée.

MODE D'EMPLOI. DOSES. — Extrait fluide, préparé avec les feuilles :

Hamamelis en poudre n° 40.............	100
Alcool à 94°..........................	āā q.s.
Eau distillée.........................	

Mêlez une partie d'alcool avec 2 parties d'eau distillée, et préparez avec ce mélange l'extrait fluide, pour faire 100 gr. d'extrait, dont on donnera de 4 à 8 grammes, 3 fois par jour. — Décoction, 80 grammes pour 500 grammes, un verre par jour. — Extrait, 1 gramme pour 350 grammes d'eau, 10 gouttes toutes les deux heures. — Teinture de feuilles 1/5, pour usage interne, de 5 à 20 gouttes par jour. — Teinture d'écorces 1/20, pure ou coupée d'eau, pour usage externe en compresses.

Helianthus annuus L. — SYN. — Tournesol, Grand Soleil.

DESC. — Plante annuelle de la famille des Composées, qui croit communément dans toute l'Europe.

Part. emp. — Les feuilles et la tige.

Prop. thér. — Les paysans russes connaissent de longue date ses propriétés fébrifuges que Maninof a expérimentées avec un certain succès.

Le Dr Moncowo, de Rio de Janerio, a employé la teinture alcoolique à la dose journalière de 1 à 10 grammes dans une potion administrée en quatre ou cinq fois toutes les deux heures; il a fini par lui préférer l'extrait alcoolique, à la dose de 1 à 6 grammes, également en potion. Le remède a été presque sans exception toléré par les enfants même les plus jeunes. Il a été employé sur 61 enfants, dont 23 garçons et 28 fillettes. Dans la majorité des cas, la guérison a été aussi prompte qu'avec la quinine, souvent dans des cas d'une gravité évidente.

Mode d'emploi. — Teinture 1/5 à la dose de 1 à 10 grammes.

Heliotropium indicum L. — Syn. — *Yerba de Cotona.*

Desc. — Plante de la famille des Borraginées, qui croît à Porto-Rico, dans l'Inde et en Cochinchine.

Prop. thér. — Le suc est employé pour résoudre les furoncles douloureux ou les anthrax.

Spécifique des aphtes et des ulcérations de la gorge et du pharynx. Le Dr Amadeo l'a employé dans la pharyngite et l'angine tonsillaire, et a obtenu un soulagement de la douleur et de la constriction.

Mode d'emploi. — A l'intérieur, infusions. — Gargarismes.

Hoang-nan. — Syn. — *Strychnos Gautheriana.*

Desc. — Plante de la famille des Solanacées, qui croît au Tonkin.

Comp. — Contient strychnine, brucine et igasurine.

Prop. phys. — Possède les propriétés physiologiques de la strychnine, ajoutées à celles de la curarine (exagération des mouvements réflexes, crampe, léger trismus).

PROP. THÉR. — Réputée comme écorce précieuse contre la rage, la lèpre et le venin des serpents.

M. le Dr Barthélemy, de Nantes, a essayé ce médicament et, sur un certain nombre de cas de rage, a obtenu la guérison: les premiers stades de la maladie suivaient leur cours, mais l'hydrophobie était évitée ainsi que la mort.

MODE D'EMPLOI. DOSES. — Poudre, à la dose de 75 centigrammes. — Extrait hydro-alcoolique, à la dose de 30 centigrammes, dans les vingt-quatre heures.

Holarrhena antidyssenterica Woll. et **Holarrhena africana** D.C. — SYN. — Conessie, *Codaga-pala.*

DESC. — Plante de la famille des Apocynacées, qui croît dans l'Inde.

COMP. — L'alcaloïde *conessine* ($C^{12}H^{20}Az$) a été retiré par Schirmer et Potsdorff des semences et identifié avec la conessine extraite par Haines du *Wrightia antidyssenterica.*

Cependant Warnecke donne à la base du *Wrightia* la formule $C^{11}H^{18}Az$ en l'appelant *Wrightine;* d'après cela, les deux alcaloïdes seraient homologues. La conessine qui est extraite du *Holarrhena antidyssenterica* se présente sous forme de cristaux blancs enchevêtrés, fusibles à 121°; cette conessine est peu soluble dans l'eau, mais soluble dans l'alcool, l'éther et le chloroforme.

PART. EMPL. — Les graines et l'écorce.

PROP. BACT. — C'est un antiseptique.

PROP. THÉR. — Serait un remède spécifique de la diarrhée, de la dysenterie et des hémorrhagies.

Ses propriétés comme antifébrile ne sont pas inférieures à celles du quinquina.

Il ne produit ni nausées, ni vomissements, ni maux de tête.

On l'emploie aussi comme vermifuge, et comme tonique, dans les coliques néphrétiques.

Doses. — Graines, de 10 à 30 centigrammes par jour. — Teinture à 1/5, de 1 à 4 grammes.

Hura crepitans L. — Syn. — Sablier.

Desc. — Plante de la famille des Euphorbiacées, qui croît dans les Antilles, l'Amérique tropicale et le Brésil.

Prop. thér. — Poison énergique, employé comme émétо-cathartique, hydragogue et à l'extérieur comme rubéfiant. Le latex de la plante, mis au contact de l'œil, peut produire la cécité presque immédiate. L'extrait d'écorce est employé, au Brésil, contre la lèpre.

Hydrangea arborescens L. — Desc. — Plante de la famille des Saxifragacées, qui croît au Japon, dans l'Inde et dans le centre et le sud des États-Unis.

Part. empl. — La racine.

Comp. — Elle contient de l'albumine, de l'amidon, de la résine, des sels et un glucoside cristallisé, obtenu par M. Schrœter, l'*hydrangine* $C^{34}H^{25}O^{11}$.

L'extrait alcoolique de racine est traité par une solution d'acide sulfurique à 1 p. 100; on agite le liquide obtenu avec du chloroforme, qui sépare une matière colorante, puis avec de l'éther, qui enlève le glucoside. Après purification, il présente les caractères suivants : il fond à 228° C.; il se dissout dans l'acide sulfurique concentré avec une fluorescence rouge violacée; dans les alcalis, avec une couleur opaline bleue intense; dans l'acide acétique à 80 p. 100, avec une légère fluorescence, qui devient plus apparente en diluant avec 5 à 10 volumes d'eau.

PROP. PHYS. — Aromatique, piquante au goût.

PROP. THÉR. — MM. Edon et Green lui attribuent une action favorable contre la gravelle et les maladies des voies urinaires.

MODE D'EMPLOI. DOSES. — Décoction, 10 grammes pour 1,000 grammes d'eau.

Hydrastine. — PRÉP. — On précipite par l'ammoniaque la solution d'hydrastine dans l'acide chlorhydrique étendu, on laisse sécher à l'air et on dissout le précipité dans la plus petite quantité de chloroforme chaud; après filtration sur le coton de verre, on étend d'un excès d'alcool froid et l'on agite pendant quelques minutes. L'hydrastine, séparée sous forme d'un précipité cristallin, est lavée à l'alcool froid, séchée, reprise par le chloroforme et traitée comme la première fois; enfin on la fait recristalliser dans l'alcool bouillant (Eberhart).

PROP. PHYS. — Voy. *Hydrastis canadensis* (p. 147).

DOSE. — De 10 à 30 centigrammes par jour.

Hydrastinine.—SYN.—Oxyhydrastine. $C^{11}H^{11}AzO^3$.

PRÉP. — Will obtient ce corps en chauffant légèrement l'hydrastine avec de l'acide azotique dilué et en précipitant le produit par un alcali.

PROP. PHYS. — Le Dr Kisseleff a étudié l'action de l'hydrastinine sur l'excitabilité de l'écorce cérébrale normale; il a entrepris des recherches sur des chiens et des cobayes. Voici les résultats obtenus :

1° L'excitabilité de l'écorce cérébrale s'abaisse parallèlement à l'augmentation des doses administrées; mais tout de même elle ne tombe pas à zéro, même avec les doses mortelles d'hydrastinine;

2° L'hydrastinine possède une action cumulative et provoque une hypo-excitabilité permanente;

3° L'excitabilité de la substance blanche, tout en

étant diminuée, ne l'est pas d'une manière si accusée que celle de la substance grise;

4° Les accès épileptiques des cobayes sont favorablement influencés par l'hydrastinine;

5° Elle agit de même sur l'épilepsie toxique (par la noix vomique ou la strychnine).

6° L'hydrastinine diminue l'excitabilité de l'écorce cérébrale en cas d'hyperhémie intense provoquée artificiellement.

PROP. THÉR. — Le Dr Hausemann recommande l'hydrastinine dans tous les cas d'hémorrhagie pulmonaire où l'atropine est contre-indiquée, comme par exemple dans les neuroses, où son administration est parfois suivie de l'éclosion des convulsions. Il prescrit le chlorhydrate d'hydrastinine, pendant toute la durée de l'hémorrhagie, en cachets de 0gr,025, à raison de 3 à 4 par jour; on continuera le médicament 8 à 14 jours après la cessation des hémorrhagies, à la dose de 1 cachet de 0gr,025 par jour.

Le Dr Kisseleff a obtenu de bons résultats dans quelques cas polycliniques d'épilepsie traités par l'hydrastinine, à la dose de 1 à 5 centigrammes par jour. Mais le petit nombre des cas observés ne permet pas encore de tirer des conclusions fermes. Il y a là une simple indication pour la thérapeutique.

Le Dr S. Gottschalk s'est servi avec succès du chlorhydrate d'hydrastinine pour le traitement de métrorrhagies de diverses natures. On peut employer l'hydrastinine en injections intra-musculaires profondes (dans la région fessière), ou prise par la bouche (dose maxima : 0gr,05, 3 fois par jour). On ne dépassera pas cette dose sous peine de provoquer des troubles digestifs.

Des observations de l'auteur il résulte que le chlorhydrate d'hydrastinine est indiqué : 1° dans les métrorrhagies suites de congestions utérines (ménorrhagies très profuses chez les vierges sans lésions concomitantes); 2° dans les endométrites avec métrorrhagie consécutive; 3° contre les ménorrhagies profuses près grattage de la muqueuse utérine (on donnera l'hydrastinine (quelques jours avant et pendant toute la durée des règles); 4° dans les métrorrhagies provoquées par la rétroflexion de l'utérus; 5° contre les métrorrhagies secondaires, c'est-à-dire dépendantes des lésions des annexes et de leur voisinage (pyosalpyngite, oophorite, tumeurs de l'ovaire, exsudats), et enfin, 6° dans les métrorrhagies après la ménopause.

Prop. thér. — Employée contre la métrorrhagie, la métrite, la pyosalpingite, le myôme et l'endométrite.

Mode d'emploi. Doses. — En injections sous-cutanées :

Chlorhydrate d'hydrastinine........	1 gramme.
Eau............................	10 —

De 1/2 à 1 seringue Pravaz.

Hydrastis canadensis L. — Syn. — Racine jaune, Racine orange.

Desc. — Plante de la famille des Renonculacées, qui croît dans l'Amérique du Nord.

Prop. phys. — A la suite de l'administration de l'*Hydrastis canadensis* ou de son alcaloïde l'*hydrastine*, les battements du cœur sont ralentis; après de fortes doses, survient parfois de l'arythmie; le ralentissement qui suit une dose moyenne cesse, si les nerfs vagues sont coupés; il n'en est pas de même de l'arythmie et du ralentissement, qui succèdent à des doses fortes.

Prop. thér. — A une action manifeste sur les troubles fonctionnels de l'appareil utéro-ovarien et sur les anomalies de la menstruation. — On l'emploie comme tonique et antipériodique, véritable succédané du quinquina dans les fièvres intermittentes. Il est laxatif, cholagogue, et est employé contre les affections chroniques des muqueuses et les hémorrhoïdes. Il est altérant et antiseptique.

Le Dr Palmer, ayant remarqué l'action favorable de l'application locale de l'extrait d'hydrastis sur l'inflammation des muqueuses, a prescrit des inhalations du même extrait dans des cas de bronchite simple et aussi dans la phtisie. Les résultats sont satisfaisants. Dans le premier mois, les sueurs nocturnes disparaissent, la toux et l'expectoration diminuent notablement, l'appétit se relève, la digestion s'accomplit avec plus d'énergie, les forces des malades s'accroissent. L'hydrastis est applicable à toutes les périodes de la phtisie.

Le Dr Fedarow recommande l'hydrastis canadensis comme remède contre les vomissements de la grossesse. — Dans quatre cas successifs de vomissements dits incoercibles de la grossesse, le docteur P. Fedarow (de Kharkow) a obtenu un succès rapide et complet par l'administration de l'extrait fluide d'hydrastis canadensis à la dose de 20 gouttes répétée quatre fois par jour. Le médicament agirait en abaissant la pression sanguine, en décongestionnant l'utérus et en calmant l'hyperexcitabilité des centres vaso-moteurs du tube gastro-intestinal.

Mode d'emploi. Doses. — Le rhizome et les radicelles servent à la préparation d'un extrait fluide et d'une teinture.

Hydrastis en poudre n° 60	100
Alcool à 94°	q. s.
Eau distillée	q. s.

Pour faire 100 gr. d'extrait, à la dose de 1 à 4 grammes, 2 à 3 fois par jour. — Racines pulvérisées, 2 à 8 grammes.

Teinture d'hydrastis canadensis.............. 15
— de viburnum prunifolium........... 15

Dix gouttes toutes les 2 heures contre la dysménorrhée (Dr Huchard).

Le Dr Palmer se sert ordinairement de la solution suivante pour les inhalations :

Extrait fluide d'hydrastis canadensis... 1 partie.
Solution saturée de chlorure de sodium. 3 —

Hymenæa Courbaril L. — Syn. — Caroubier de l'Inde.

Desc. — Plante de la famille des Légumineuses, qui croît dans l'Inde.

Prop. thér. — L'écorce, à l'état d'extrait fluide, est un bon sédatif artériel et un astringent, dans les cas d'hémoptysie, d'hématurie, de crachement de sang, de diarrhée et de dysenterie.

Mode d'emploi. Doses. — Extrait fluide, de 10 à 20 gouttes.

Hymenodictyon excelsum Wall. — Desc. — Plante de la famille des Rubiacées, tribu des Cinchonées, qui croît dans l'Inde.

Comp. — Elle contient, d'après Waylor, de l'hyménodictine, de l'æsculine, de l'æsculétine.

Part. empl. — L'écorce.

Prop. thér. — Elle est astringente et amère. Ce serait un tonique et un fébrifuge.

Hypnal. — Syn. — Chloral-antipyrine, Trichloracétyl-diméthylphénylpyrazolone.

Desc. — M. Reuter a fait connaître la combinaison de 1 molécule d'antipyrine et 1 molécule de chloral anhydre; ce corps ne donne pas la réaction rouge avec le perchlorure de fer. MM. Béhal et Choay ont obtenu les combinaisons de 1 molécule d'antipyrine pour 1 molécule de chloral hydraté et de 1 molécule d'antipyrine pour 2 molécules de chloral hydraté. Ces deux corps donnent la coloration rouge par le perchlorure de fer.

Prép. — On obtient ce corps en mélangeant le chloral hydraté et l'antipyrine ; on obtient une huile, qui ne tarde pas à se prendre en cristaux, qu'on essore et qu'on purifie par des cristallisations dans l'eau.

Prop. thér. — Le composé de Reuter est inactif thérapeutiquement, tandis que ceux de MM. Béhal et Choay ont de l'action. On devra donc au préalable faire l'essai au perchlorure de fer. M. le Dr Bardet préconise l'hypnal contre l'insomnie due à la douleur et à la toux. On peut l'administrer facilement à des enfants, car il n'a pas de goût.

Dose. — 1 gramme.

Hypnone. — Syn. — Acétophénone, Phénylméthyl-acétone. Formule, d'après Wurtz, $C^6H^5—CO—CH^3$.

Desc. — Liquide incolore, mobile, très réfringent, bouillant à 198°. Il appartient à la série aromatique. Il est volatil et son odeur, très tenace et très persistante, rappelle à la fois celle de l'essence d'amandes amères et celle de l'eau de laurier-cerise. N'est pas directement inflammable, mais active la combustion des corps qui en sont imprégnés. Vers +4 ou 5 degrés, il devient solide et se prend en masse sous forme de cristaux enchevêtrés. Très soluble dans l'alcool, l'éther et particulièrement l'huile d'amandes douces, ce qui a donné l'idée de le mettre en capsules, après l'avoir dissous dans ce véhicule.

Prép. — Obtenu par Friedel en faisant réagir le chlorure de benzoyle sur le zinc méthyle ou en distillant un mélange de benzoate et d'acétate de calcium.

Prop. phys. — Chez les cobayes, en injection sous-cutanée, à l'état pur, et à la dose de 50 centigrammes à 1 gramme, il amène une somnolence à forme comateuse, suivie de la mort de l'animal, cinq à six heures après l'injection (Dujardin-Beaumetz).

Prop. thér. — Le Dr Dujardin-Beaumetz a, le premier, constaté ses propriétés hypnotiques, qui avaient échappé à Popoff et Nencki.

Mode d'emploi. Doses. — La dose varie de 4 à 16 gouttes, soit de 10 centigrammes à 40 centigrammes, et cette dose provoque toujours de quatre à six heures d'un sommeil réparateur.

Dans ses premiers essais, le Dr Dujardin-Beaumetz a d'abord administré l'hypnone étendue d'alcool, d'éther ou de glycérine dans des capsules Lehuby.

Étant données les petites doses auxquelles doit s'administrer ce médicament et la précision nécessaire à son dosage, Limousin préfère l'emploi des capsules gélatineuses, ainsi formulées :

Hypnone........................	4 gouttes ou 10 centigr.
Huile d'amandes douces..........	Q. S. pour une capsule.

On évite ainsi l'ingestion d'une certaine quantité d'alcool à 90° ou d'éther proportionnellement élevée, si on considère que l'hypnone s'administre à la dose de quelques gouttes seulement.

L'huile d'amandes douces possède la propriété d'atténuer dans une forte mesure l'odeur pénétrante de l'hypnone.

Hypnone........................	VIII gouttes.
Glycérine........................	2 grammes.
Looch blanc......................	40 —

à prendre en une fois (Dr Constantin Paul).

Ichthyol. — Desc. — Le sel obtenu a l'apparence du goudron ; il possède une réaction faiblement alcaline et la consistance de la vaseline. Il est soluble dans l'eau, ainsi que dans un mélange d'alcool et d'éther ; il est miscible en toutes proportions aux graisses et aux huiles. On prépare également un sel ammoniacal.

Prép. — La matière qui sert à le préparer est le produit de la distillation de roches bitumineuses du Tyrol, dans lesquelles on trouve des poissons fossiles. On traite cette matière, qui renferme déjà du soufre, par l'acide sulfurique concentré, et on neutralise ensuite avec le carbonate de soude.

Comp. — D'après les analyses de Baumann et Schotten, le sel de soude desséché sur l'acide sulfurique possède la composition centésimale suivante :

Carbone	55,05
Hydrogène	6,06
Soufre	15,27
Sodium	7,78
Oxygène	15,83

Sa formule brute serait donc $C^{56}H^{36}S^{6}Na^{4}O^{12}$. C'est le sel d'un composé sulfoné, analogue, par exemple, aux acides benzinosulfuriques. Le soufre qu'il renferme en fortes proportions vient en partie du produit primitif et en partie de l'acide sulfurique. La sulfonisation rend l'huile sulfurée soluble dans l'eau, ce qui fait de l'ichthyol un composé très différent des combinaisons organiques sulfurées utilisées jusqu'à présent.

Prop. thér. — Introduit dans la thérapeutique par Unna, l'ichthyol est très utilisé en Allemagne.

Unna l'a employé contre les maladies de peau, les rhumatismes et le psoriasis. Mais c'est surtout comme anti-eczémateux qu'il est recommandé. Il offre l'avantage de ne pas occasionner de dermatite, qui serait inévitable si on faisait usage d'une pommade renfermant 10 p. 100 de soufre.

Zugler le considère comme un médicament d'épargne, réussissant dans les cas de catarrhe de la vessie, d'écoulements chroniques, de néphrite et de diabète.

Le Dr Félix, de Bruxelles, vante les bons effets du traitement de l'anthrax par la médication suivante : Il applique, trois fois par jour, sur la tumeur une couche épaisse de cette pommade :

Ichthyol	3 grammes.
Cérat camphré	15 —

Le Dr Kœster s'est servi avec succès d'injections de solution aqueuse de sulfo-ichthyolate d'ammonium à 1 p. 100 dans trois cas de blennorrhagie uréthrale chez l'homme, ainsi que dans un cas de cystite blennorrhagique chez la femme.

Dès le deuxième jour, la douleur à la miction disparut complètement et la guérison définitive fut obtenue au bout de huit à vingt jours.

D'après le Dr Freund, chez la femme, la cystite blennorrhagique fut combattue par des injections intravésicales. Deux fois par jour on injectait dans la vessie 150 grammes de la même solution de sulfo-ichthyolate d'ammonium que la malade gardait pendant environ cinq minutes pour l'évacuer ensuite par la miction naturelle. De cette façon, non seulement la vessie, mais aussi la muqueuse de l'urèthre étaient mises en contact avec le liquide médicamenteux. Au bout de deux jours de ce traitement, les urines, qui auparavant contenaient du muco-pus en abondance, devinrent limpides, et toute douleur à la miction cessa. Au bout de quinze jours la malade était définitivement guérie.

Les Drs Rietmann et Schonauer disent que ce traitement est indiqué dans les affections inflammatoires des organes génitaux des femmes : la métrite, la péri-paramétrite, l'ovarite, la salpingite ; l'effet calmant et les propriétés résolutives des préparations d'ichthyol sont remarquables. Des exsudats considérables de pelvi-péritonite ne laissent, après dix à quatorze jours de traitement, que de petits noyaux que le massage et les bains font totalement disparaître. La durée du traitement est de dix à dix-huit jours.

Mode d'emploi. — A l'extérieur en pommade, mélangé à de la vaseline ou à de la lanoline. — Solution aqueuse, solution éthéro-alcoolique à la dose de 0,5 à 1 p. 100 (écorchures chez les enfants) jusqu'à 50 p. 100. — Usage interne, on emploie les sels de soude ou d'ammoniaque, qui sont des produits plus purs que l'ichthyol. — Pilules de 10 centigrammes (1 à 4 pilules, 3 fois par jour). — Capsules. — Solution aqueuse.

Ichthyol	5 à 50 grammes.
Alcool à 90°	50 —
Éther	50 —

en frictions, d'après la formule du Dr Brocq.

Injections d'huile. — 1° *Huile créosotée.* — M. Gimbert, de Cannes, et M. Burlureaux, professeur agrégé au Val-de-Grâce, ont employé avec les plus grands succès des injections d'huile d'olive stérilisée contenant 10 p. 100 de créosote pure du hêtre.

La quantité injectée est de 10 grammes d'huile créosotée, soit d'un coup à l'aide d'appareils spéciaux exerçant de la pression sur la surface du liquide pour pouvoir injecter la quantité prescrite, ou en plusieurs fois à l'aide d'une seringue Pravaz à obturation à moelle de sureau. La créosote servant à ces injections doit être absolument pure et rectifiée.

2° *Huile au gaïacol iodoformé.* — M. le professeur Picot, de Bordeaux, traite la tuberculose et la pleurésie tuberculeuse par les injections, dans la fosse sus-épineuse, d'une solution de gaïacol et d'iodoforme dans l'huile d'olive stérilisée ; ces injections ne sont ni douloureuses, ni irritantes, ne provoquent pas de fièvre, ne troublent pas les fonctions digestives et sont absolument inoffensives.

Les résultats obtenus sont des meilleurs. Après une dizaine d'injections, les malades ne toussent plus, reprennent l'appétit, et les forces augmentent. Les signes des lésions tuberculeuses disparaissent. L'auteur dit avoir obtenu la disparition des signes de cavernes et des râles caverneux.

Ces injections seraient très efficaces dans la pleurésie tuberculeuse, et M. Picot cite des observations d'épanchement considérable dans la plèvre, guéri par ce traitement.

3° *Huile d'amandes à l'eucalyptol et gaïacol iodoformée.* — En même temps, M. Pignol se servait pour combattre la tuberculose d'injections ainsi préparées : Huile d'amandes douces stérilisée contenant par centimètre cube 14 centigrammes d'eucalyptol, 5 centigrammes de gaïacol et 1 centigramme d'iodoforme.

Ces injections ont eu pour effet de relever l'appétit, de faire cesser la toux ainsi que l'expectoration ; le poids des malades augmente.

4° *Huile de pied de bœuf stérilisée créosotée.* — M. le Dr Perron propose l'emploi d'une huile animale plus absorbable, l'huile de pied de bœuf pure et stérilisée.

Il injecte dans la région iliaque externe et sus-trochantérienne un mélange au vingtième de créosote pure. Il n'y aurait pas les inconvénients de causticité de la créosote.

5° *Huile d'amandes douces au gaïacol.* — M. le Dr Bourget emploie une émulsion de gaïacol avec l'huile d'amandes douces en injection rectale et même en frictions énergiques sur la peau.

Selon cet expérimentateur le gaïacol agirait ainsi plus vite sur la toux et l'expectoration.

6° *Huile aristolée.* — M. le Dr Nadaud emploie contre la tuberculose les injections d'huile à base d'aristol.

La formule qu'il emploie est la suivante :

Huile d'amandes douces stérilisée.....	100 c. c.
Aristol..............................	1 cent.

Il injecte d'abord 1 c. c. et au bout de quelques jours 3 c.c.

Il a constaté une amélioration notable.

7° *Huile camphrée.* — M. Huchard en France et Alexander en Belgique ont eu l'idée d'employer l'huile d'olive camphrée en injections hypodermiques pour le traitement de la tuberculose.

M. Huchard injecte 2 fois par jour 1 seringue pleine d'huile obtenue en dissolvant 25 grammes de camphre dans 100 gr. d'huile d'olive pure stérilisée, en ayant soin de l'injecter profondément dans l'hypoderme. Cette médication, qui n'est pas antibacillaire, amène une amélioration très sensible. Il est bon tous les quatre jours de faire un repos de deux jours, et finalement au bout d'un mois ne faire qu'une injection par semaine.

Iodol. — Syn. — Tétra-iodure de pyrrol. Formule C^8HI^4Az.

Desc. — Poudre amorphe, brune, inodore ; renferme 80 p. 100 d'iode ; se décompose à 140 ou 150°.

Prép. — On l'obtient en faisant dissoudre le pyrrol, qui provient de l'huile animale de Dippel, en recueillant ce qui passe vers 130°, dans de l'eau alcaline, et on ajoute une solution d'iode dans de l'iodure de potassium ; il se forme un précipité, qu'on lave à l'alcool.

Prop. bact. — Antiseptique puissant.

Prop. thér. — Anesthésique local.

Mode d'emploi. Doses. — A l'intérieur, 10 centigrammes par jour. — A l'extérieur, poudre comme topique. — Solution dans l'alcool, l'éther ou les huiles.

Iodure de terpène. — Prop. thér. — Le Dr Gregg a employé avec succès l'iodure de terpène en spray (maladies aiguës de l'arrière-gorge) et par la bouche (pneumonie). Donné au début de ces affections, il peut être considéré comme traitement abortif. Mais il est très utile même dans la période d'état. L'iodure de terpène, donné par la bouche, traverse l'estomac et passe dans le courant sanguin, sans avoir subi aucune modification : à dose égale il agit aussi énergiquement qu'en injections sous-cutanées. Gregg n'a jamais observé de phénomènes secondaires fâcheux, même après un usage prolongé.

Doses. — Chez les adultes, à la dose de 2 gouttes dans du sucre, à prendre le matin et en se couchant. Faire prendre au malade, après la dose du matin, un verre de lait ou une tasse de bouillon. Il ne faut pas dépasser 2 doses par jour, sous peine de provoquer une diurèse par trop abondante.

Ipeuva. — Syn. — *Tecoma speciosa* End.

Desc. — Plante de la famille des Bignoniacées, qui croît au Brésil.

Prop. thér. — Amer, diurétique et dépuratif du sang, d'une amertume agréable. On le donne dans la syphilis et le rhumatisme.

Mode d'emploi. Doses. — Poudre de feuilles, 15 grammes pour 1000 en infusion. — Extrait fluide, 2 à 4 grammes.

Jacaranda Caroba. — Syn. — Caroba, *Jacaranda procera*, *Jacaranda tomentosa* Ldl. ou *lanifoliata*, *Cybistax antisyphilitica*.

Desc. — Plante de la famille des Bignoniacées, originaire du Brésil et de la Colombie.

Comp. — On y a trouvé de la *carobine*, alcaloïde cristallisé, et de la *carobone*, résine balsamique.

Prop. thér. — Ce médicament est vanté comme antisyphilitique. On peut lui adjoindre les iodiques. On l'emploie aussi dans la blennorrhagie chronique et dans diverses affections vénériennes, cutanées et rhumatismales : chancres, bubons, ulcères, impétigo, psoriasis, douleurs dans les articulations, maux de tête nerveux, catarrhe chronique de l'urèthre, douleurs ostéocopes, névralgies chroniques.

Mode d'emploi. — Infusion : 125 grammes de feuilles par litre, à la dose d'une cuillerée à café, trois fois par jour. — Extrait fluide, de 1 à 4 grammes, 3 fois par jour.

Juglans cinerea L. — Syn. — Noix à huile, Noix à beurre, *Butter-nut*.

Desc. — Plante de la famille des Juglandées.

Part. emp. — La seconde écorce, surtout celle de la racine, qui est la partie la plus active.

Prop. thér. — Combat la constipation habituelle, et surtout la dysenterie ; cette purgation est douce et n'occasionne ni chaleur, ni irritation consécutives. Associé au calomel, il a été employé dans les fièvres intermittentes, ou dans les affections compliquées de congestion des viscères abdominaux.

Mode d'emploi. Doses. — Décoction. — Extrait résineux (*juglandin*) comme succédané de la rhubarbe, de 1 à 2 grammes comme purgatif, et de 30 à 65 centigrammes, comme laxatif. — Extrait fluide, de 4 à 8 grammes. — Teinture 1/5, employée comme cathartique à la dose de 4 grammes à 7gr,50.

Kaya senegalensis Suss. — Syn. — Cailcedra, *Swietemia senegalensis* Desr., Quinquina du Sénégal.

Desc. — Arbre de la famille des Méliacées.

Part. empl. — L'écorce.

Comp. — Contient un alcaloïde, la *cailcédrine* (Caventou).

Prop. thér. — Fébrifuge et tonique, comme le quinquina.

Mode d'emploi. — Teinture à 1/5, 4 grammes par jour.

Kératine. — Desc. — A l'état sec, elle est hygroscopique, elle se gonfle à froid et se dissout à chaud dans l'acide acétique concentré.

Prép. — Substance albuminoïde, obtenue en traitant la corne successivement par l'éther, l'alcool, l'eau, les acides dilués.

Prop. thér. — On s'en sert pour enrober les pilules qui ne doivent être dissoutes que dans l'intestin grêle, la kératine étant dissoute par la bile alcaline. On a avantage à administrer ainsi les pilules qui peuvent irriter la muqueuse stomacale, celles qui peuvent nuire à la digestion en précipitant la pepsine et les peptones, les pilules contenant des substances rendues inachevées par le suc gastrique, enfin celles qui ne doivent agir que sur l'intestin grêle.

Kola. — Syn. — *Sterculia acuminata* Pal. Beauv.

Desc. — Arbre de la famille des Malvacées, qui croît dans l'Afrique centrale.

Part. empl. — La graine, ou *noix de kola.*

Comp. chim. — Sous le nom de *kolanine*, Knebel désigne le glucoside contenu dans la noix de kola et qui se dédouble facilement en rouge de kola, glucose et caféine; il suppose que ce dédoublement a déjà lieu en partie dans la noix de kola. Traitée par le chloroacétyle, la kolanine donne naissance à un dérivé acétylé du rouge de kola dont l'analyse assigne au rouge de kola la formule :

$$C^{14}H^{13}(OH)^5.$$

Cette substance est peu stable et, vu ses rapports avec le tannin, il est probable que c'est dans elle qu'il faut voir la source du tannin de la noix de kola. On sait que, d'après les relations des voyageurs africains, la saveur de la noix de kola fraîche, amère d'abord, devient ensuite sucrée; cet arrière-goût sucré est sans doute dû à la décomposition partielle de la kolanine par la salive.

Prop. thér. — C'est un aliment d'épargne, comme le café et le thé, employé par les nègres d'Afrique, comme masticatoire tonique, de même que la coca par les Indiens du Pérou.

Étudiée au point de vue thérapeutique par MM. Dujardin-Beaumetz, Huchard et Monnet. Elle agit sur le cœur comme tonique puissant, elle régularise le pouls, mais c'est un faible diurétique. Elle est aussi un antidiarrhéique, et un puissant stimulant nerveux, usité dans les fatigues et l'indigestion.

Le chirurgien C.-U. Hamilton a remarqué qu'en mâchant 1gr,50 à 3 grammes de graines de kola on obtenait souvent la cessation du mal de mer au bout de quarante minutes environ. La dépression et le vertige disparaissent; le cœur reprend ses mouvements réguliers et normaux. Cependant cette action semble appartenir seulement aux semences récentes.

Mode d'emploi. Doses. — M. Dujardin-Beaumetz a expérimenté les préparations faites par M. Natton. — Sirop. — Infusion théiforme. — Vin, de 60 à 100 grammes par jour. — Élixir, 4 cuillerées par jour. — Poudre, de 50 à 1gr,50. — Extrait fluide, de 10 à 30 gouttes. — Extrait mou, de 15 à 50 centigrammes. — Teinture à 1/5, 10 grammes.

Lachnantes tinctoria Ell. — Syn. — Racine rouge.

Desc. — Plante de la famille des Hæmodoracées, qui croît dans l'Amérique du Nord.

Part. empl. — La racine.

Prop. thér. — Employé dans la pneumonie, le typhus, les affections cérébrales, la laryngite, l'enrouement et d'une façon générale comme sédatif nerveux et pulmonaire. Il procure un grand soulagement dans la toux des phtisiques.

Mode d'emploi. Doses. — Teinture de racines 1/10, 4 grammes.

Lactique (Acide). — Prop. thér. — Agent destructif des tissus pathogéniques, il détruit les granulations fongueuses et les transforme en une bouillie noirâtre. Cette observation suggéra à Mosetig l'idée d'étudier son action sur les néoplasies et sur le lupus vulgaire. Des applications répétées amenèrent la guérison et la cicatrisation complète; tout le tissu pathologique avec ses vaisseaux était détruit, mais les îlots de tissu sain restaient intacts.

Mode d'emploi. — Liquide et concentré, il est appliqué sous forme de badigeonnages fréquents. Pour empêcher son action sur les parties voisines, il faut recouvrir le pourtour de la plaie d'un emplâtre agglutinatif ou bien l'enduire de graisse.

Employé en potion contre la diarrhée verte microbienne des enfants, en administrant dans la journée, par cuillerées à café, 2 grammes d'acide lactique dans 100 grammes d'eau distillée.

Doses. — Usage interne : de 15 à 20 gouttes dans une cuillerée d'eau.

Lanoline. — Desc. — Chimiquement, c'est un éther cholestérique, provenant des substances kératinisées.

Prép. — On l'extrait du suint de mouton, qui en contient beaucoup, par saponification. On la retrouve en forte proportion dans le sabot du cheval et dans la peau de l'aï ou paresseux.

Prop. thér. — Cette substance a reçu une application thérapeutique nouvelle, par suite de la propriété qu'elle a d'absorber l'eau et de l'assimilation très grande des pommades à base de lanoline. Étant neutre, ne rancissant pas et ayant la consistance de l'axonge, elle peut servir de véhicule aux pommades. Elle absorbe le double de son poids de glycérine et une fois son poids d'eau. Elle peut servir donc à incorporer à une pommade une solution de sel, d'extrait, d'alcaloïde, d'antiseptique soluble, etc.; de plus, les pommades se conserveront longtemps.

La lanoline possède aussi la propriété d'éteindre le mercure et de pouvoir former directement les pommades mercurielles.

Lantana brasiliensis Link. — Syn. — *Yerba Sagrada.*

Desc. — Plante de la famille des Verbénacées, qui croît au Brésil.

Comp. — Elle contient de la *lantanine*, alcaloïde découvert par Buiza et Neyreta, de Lima.

Prop. thér. — L'alcaloïde agit sur la circulation, et abaisse la température. Les estomacs faibles le supportent bien. 2 grammes, administrés immédiatement après l'accès, guérissent les fièvres intermittentes, quand la quinine reste sans effet.

Mode d'emploi. Doses. — 1 ou 2 grammes en pilules de 10 centigrammes, toutes les 24 heures. — La teinture est tellement amère qu'il serait peu pratique de la prescrire.

Leonotis nepetæfolia R. Br. — Syn. — Rascamono.

Desc. — Plante de la famille des Labiées, qui croît à Porto-Rico.

Part. empl. — Les feuilles.

Prop. thér. — Tonique, antispasmodique, très efficace contre la fièvre typhoïde, dans les régions tropicales. Les indigènes l'emploient contre les fièvres intermittentes, mélangé à du citron et du rhum.

Mode d'emploi. Doses. — Teinture 1/5, à la dose de 8 grammes.

Leptandra virginica. — Syn. — *Veronica virginica* L.

Desc. — Plante de la famille des Scrofulariacées, qui croît dans l'Amérique du Nord.

Part. empl. — Le rhizome.

Comp. — Contient de la *leptandrine*.

Prop. thér. — Le rhizome frais est éméto-cathartique. Desséché, il serait tonique, cholagogue et laxatif; a été employé dans les affections du foie, la fièvre typhoïde, la dyspepsie, la diarrhée, la dysenterie et le choléra infantile.

Mode d'emploi. Doses. — Poudre, de 2 à 4 grammes. — Extrait fluide, de 1 à 3 grammes. — Décoction de racine, de 2 à 4 grammes. — *Leptandrine*, de 1 à 5 centigrammes.

Lippia mexicana Rich. — Desc. — Plante de la famille des Verbénacées, qui croît au Mexique. Elle a été étudiée par le Dr Podwissotzki, de Dorpat.

Comp. — Elle contient un camphre, nommé *lippiol*, qui paraît être le principe actif de la plante.

Prop. thér. — Recommandée pour combattre l'asthme et la toux des pthisiques.

Mode d'emploi. — La meilleure préparation est une teinture faite avec la plante fraîche et l'alcool assez concentré pour dissoudre à la fois le camphre et l'essence. Les proportions sont d'une partie en poids de fleurs et de feuilles pour 9 parties d'alcool.

Liquide capsulaire. — M. Brown-Séquard observait que l'ablation des capsules surrénales déterminait chez les animaux la maladie bronzée d'Addison et la mort survenait rapidement.

MM. Abelous et Langlois ont constaté qu'après l'ablation des capsules surrénales ou acapsulation, s'ils injectaient de l'extrait aqueux de capsules surrénales ou greffaient des fragments de rein avec la capsule attenante, il y avait survie, et qu'en tous les cas la maladie d'Addison ne se manifestait pas. Transportant ces résultats physiologiques dans la thérapeutique, MM. Augagneur, Chaum et Huchard ont préconisé les injections d'extrait capsulaire, préparées de la même façon que le liquide orchitique de M. Brown-Séquard, contre la maladie d'Addison, l'asthénie des addisoniens, et même pour diminuer l'asthénie musculaire des neurasthéniques et des adynamiques.

Liquide cérébral *pour la transfusion nerveuse.* — Syn. — *Solution de lymphe de substance grise cérébrale retirée du cerveau de mouton.*

Prép. — Selon la méthode du Dr Constantin Paul, M. Delpech prépare le produit de la manière suivante :

1° On prend dans le cerveau d'un mouton tout récemment tué, 15 grammes de substance grise cérébrale (corps opto-striés, circonvolutions, cervelet), et on la divise en petits morceaux;

2° On la fait macérer pendant 24 heures dans cinq fois son poids de glycérine officinale, c'est-à-dire 75 grammes;

3° On ajoute ensuite une quantité égale d'eau salée à 2 p. 100, soit 75 grammes;

4° On filtre au papier une première fois dans le vide, avec la trompe à eau, dans un récipient aseptisé dans l'appareil de Pasteur à + 140°;

5° On introduit la solution dans l'appareil stérilisateur-filtre de d'Arsonval. On laisse en contact 15 minutes pour détruire les éléments figurés, sous une pression de 50 à 60 atmosphères, fournie par l'acide carbonique, puis l'on opère le filtrage sur la bougie d'alumine. La filtration rapide de la lymphe cérébrale par l'acide carbonique sous la pression de 50 à 60 atmosphères dans l'appareil de d'Arsonval met d'une part le liquide à l'abri du contact de l'air, et d'autre part le soumet à une première stérilisation que l'on peut appeler physiologique, indépendante de la stérilisation purement physique due à l'action de la bougie-filtre.

La pression considérable à laquelle la solution a été soumise est obtenue par le passage de l'acide carbonique liquide, qui repassant à l'état gazeux, détruit les éléments figurés et détermine le filtrage de la lymphe à travers la bougie d'alumine.

Le liquide ainsi obtenu possède toute l'intégrité de sa composition et toute son activité physiologique. Car l'acide carbonique peut être considéré comme le milieu naturel dans lequel vivent les éléments de nos tissus, puisque la lymphe qui constitue le véritable milieu intérieur de tous les organes pluri-cellulaires est saturée d'acide carbonique : cet acide ne peut donc altérer les humeurs organiques sur lesquelles on a à opérer.

Desc. — Le liquide filtré est incolore, transparent, sa densité est de 1,080 à 1,090. Sa réaction neutre. Il ne renferme aucun élément figuré, il est composé de matière albuminoïde, de phosphore à l'état d'acide phosphoglycérique, de lécithine, de cérébrine (E. Delpech).

Prop. thér. — M. Constantin Paul a présenté à l'Académie de médecine les observations d'un certain nombre de malades qu'il a traités par des injections de substance nerveuse dans le tissu cellulaire sous-cutané.

Ces malades se décomposent ainsi : 3 chloroses neurasthéniques, 3 neurasthénies classiques, 1 cas de pouls lent permanent, 4 ataxiques ou tabétiques.

Tous ces malades ont été guéris ou améliorés par les injections de substance nerveuse pratiquées suivant la méthode de Brown-Séquard.

Ce n'est qu'exceptionnellement qu'il se produit un peu d'engorgement lymphatique, qui disparaît en général en trois ou quatre jours, sept au plus.

Sur plus de deux cents injections pratiquées chez ces onze malades, il n'y a eu ni abcès ni pustule acnéique.

Mode d'emploi. — Cette solution, injectée dans le tissu cellulaire sous-cutané des flancs ou des lombes, à la dose de 5 centimètres cubes, est parfaitement tolérée et ne provoque aucune réaction locale ou générale.

Liquide pancréatique. — Les Drs Griesinger, Frerichs et surtout le Dr Lancereaux ont signalé l'atrophie et la dégénérescence du pancréas chez certains glycosuriques, cas appelé diabète maigre. Van Mering a constaté sur des animaux que l'ablation du pancréas ou la ligature du canal pancréatique déterminaient le diabète maigre.

Les Drs Hedon, Gley, Barral et Lépine ont constaté qu'en reproduisant les expériences de Van Mering, mais en insérant sous la peau des fragments de pancréas ou en injectant du liquide pancréatique, le diabète maigre ne se produisait pas.

Transportant ces idées à la thérapeutique, MM. Lépine, Gley, Thiroloi et Capparelli injectèrent avec succès l'extrait pancréatique contre le diabète maigre, ou la cachexie pancréatique.

MODE D'EMPLOI. — L'extrait pancréatique est préparé dans l'appareil d'Arsonval de la même façon que le liquide testiculaire de Brown-Séquard. En Angleterre on préfère l'ingestion de l'extrait et du tissu pancréatique par voie buccale, tandis qu'en France on préfère l'injection pancréatique à la manière des injections orchitiques.

Liquide testiculaire. — PRÉP. — M. d'Arsonval indique en quoi consiste ce procédé qui permet d'obtenir des extraits de testicule très concentrés pouvant se conserver 4 mois. La technique qu'il met actuellement en œuvre est la suivante : Il y a d'abord le choix de l'animal; le testicule du taureau est très avantageux. Le testicule est transporté au laboratoire enveloppé de ses membranes; on les enlève, puis on lave au liquide de Van Swieten, ensuite sous un filet d'eau stérilisée. Ainsi nettoyé, le testicule est alors divisé en 5 ou 6 tranches perpendiculaires au grand axe, qui sont ensuite mises à macérer dans de la glycérine à 30°. Pour 1 kilogramme de testicule de taureau, on met 1 litre de glycérine; on laisse macérer aseptiquement 24 heures en retournant de temps à autre (un testicule de taureau dans ces conditions abandonne de 5 à 700 grammes d'eau à la glycérine). Puis on ajoute 500 centimètres cubes d'eau bouillie contenant 24 grammes de sel marin, de façon que la densité soit de 15° Baumé environ. On filtre alors sur du papier à sirop (papier Laurent gris n° 8), mais la filtration est lente. Si on chauffe à 37 ou 40°, la filtration se fait au contraire très vite. On pourrait employer ce liquide tel quel. Il est plus prudent de le stériliser, non pas avec une bougie, qui arrête une partie des substances actives, mais au moyen de la pression d'acide carbonique. En laissant ce liquide à une pression de 30 atmosphères de CO^2 pendant 12 heures, il est absolument stérilisé et peut se conserver fort longtemps même en flacons entamés.

Prop. thér. — Le Dr Héricourt et les Drs Serrand et Jordanis ont expérimenté le liquide testiculaire avec succès dans le diabète, la sénilité avec dépression, neurasthénie, phtisie, tic de la face, phlegmon et fibrome utérins, ataxie locomotrice, épuisement nerveux, impuissance. MM. les Drs Barnsby et Lallemand ont étudié l'action emménagoge produite par les injections de liquide testiculaire. Dans une première série d'expériences, un liquide au quarantième ne donna aucun résultat. Avec un liquide plus concentré, les injections, pratiquées pendant six à dix jours, ont ramené les règles disparues depuis deux à trois ans. Dans un cas, elles avaient cessé depuis trois jours et elles sont revenues abondamment après une ou deux injections.

Liquide thyroïdien. — Prép. — Pour le préparer, le professeur A. Barron, de Liverpool, recommande le procédé suivant :

Trois lobes du corps thyroïde, retirés d'un mouton fraîchement tué, sont placés à l'abattoir, dans un flacon contenant une solution d'acide phénique à 0,50 p. 100. Sur le lieu de préparation, les membranes sont soigneusement et complètement enlevées, et les glandes, coupées en tranches minces sur une plaque stérilisée, sont placées avec trois grammes d'une solution phéniquée à 0,50 p. 100 dans un vase conique d'une capacité de 8 centimètres cubes, que l'on recouvre d'une feuille de papier buvard stérilisé.

Le lendemain matin, la masse est exprimée à travers une batiste (préalablement soumise à l'ébullition), de façon à fournir 4 grammes de produit (c'est-à-dire que le liquide trouble que l'on obtient doit représenter 3 grammes de solution phéniquée, plus 1 gramme de liquide propre aux glandes thyroïdes).

Les mains et les instruments doivent toujours être stérilisés à l'aide de la chaleur ou d'une solution d'acide phénique au 1/20. La seringue qui sert à l'injection doit également être lavée avec cette même solution, avant et après l'emploi.

M. Delpech emploie le procédé de préparation suivant.

1° On prend des lobes du corps thyroïde de mouton, on les broie dans un mortier avec du sable et 30 grammes d'eau bouillie salée à 5 p. 100 ;

2° On fait macérer dans 60 grammes de glycérine officinale pendant 24 heures;

3° On ajoute 60 grammes d'eau bouillie salée à 5 p. 100 ;

4° On filtre au papier, dans le vide, au moyen de la trompe à eau, dans un récipent bien aseptisé ;

5° On introduit dans l'appareil stérilisateur-filtre de d'Arsonval, on soumet à une pression de 50 à 60 atmosphères, on laisse en contact 15 minutes, puis on filtre sur la bougie d'alumine à la même pression ;

6° On reçoit le liquide filtré dans des flacons à l'émeri, bien aseptisés à +140° dans l'appareil de Pasteur.

Il est bien entendu que pendant le cours de ces diverses opérations, tous les vases et les instruments sont soumis à une asepsie rigoureuse. (Société de Pharmacie de Paris.)

Prop. thér. — Le liquide thyroïde a été l'objet d'une grande attention, relativement à son emploi dans le traitement du myxœdème.

Liriodendrum Tulipifera L. — Syn. — Tulipier, Bois blanc, Peuplier jaune.

Desc. — Plante de la famille des Magnoliacées, qui croît dans l'Amérique du Nord et aux Antilles.

Part. empl. — L'écorce de la racine, l'écorce de tige.

Comp. — Griffith et Procter ont trouvé dans l'écorce : oléorésine, résine (*liriodendrine*), matière colorante, glucose, alcaloïde (*tulipiférine*), glucoside, principe amer.

Prop. thér. — Schœff préconise les graines comme apéritives et l'onguent préparé avec les feuilles fraîches comme très efficace dans les inflammations et la gangrène.

Young et Barton l'emploient comme antipériodique et tonique dans les fièvres intermittentes, et prétendent que l'écorce n'est pas inférieure à celle du quinquina.

Éberlé l'emploie comme antihelminthique et vermifuge.

Chapman utilise les feuilles en topique contre les migraines, les entorses, les contusions, les blessures.

L'écorce est encore employée contre les convulsions des enfants, la jaunisse et le catarrhe intestinal.

Mode d'emploi. Doses. — Extrait fluide : de 0,50 à 2 grammes. — Décoction : 30 grammes par litre d'eau. — Teinture : 1/5 à la dose de 1 à 5 grammes.

Listérine. — Desc. — Suivant A. Scheppe, la formule de ce médicament serait :

Essence d'eucalyptus	0gr,50
— de wintergreen	0gr,50
Menthol	0gr,50
Thymol	0gr,50
Acide borique	15 grammes.
Alcool	135 —
Eau q. s. pour	1 litre.

Beaucoup d'autres formules ont été publiées, se rapprochant plus ou moins de l'originale.

PROP. THÉR. — Le *produit antiseptique de Stearn*, constitué par les principes antiseptiques essentiels du thym, de l'eucalyptus, du wintergreen, du baptisia et de la menthe, mélangés avec l'acide benzoborique, peut être considéré aussi comme une excellente préparation.

Llareta. — SYN. — *Haplopapus llareta L.*

DESC. — Plante de la famille des Synanthérées, qui atteint un mètre de hauteur, avec de nombreux rameaux; elle donne également beaucoup de fleurs, de couleur jaune. Elle croît en abondance dans le nord du Chili et principalement dans la province de Coquimbo; la vallée de Choapa, notamment, en est couverte. Il ne faut pas confondre cette plante avec la *Laretia acaulis*, de la famille des Ombellifères.

PROP. THÉR. — Le Dr Infante, de Santiago, n'ayant pu réussir à arrêter l'écoulement blennorrhagique chez divers soldats avec le copahu, essaya l'extrait de llareta et obtint la guérison dans tous les cas en 10 ou 15 jours.

Le Dr Buret l'a employé avec succès dans certains cas de blennorhagie qui désespéraient également le malade et le médecin.

MODE D'EMPLOI. DOSES.

Eau	100	grammes.
Extrait fluide de llareta	2	—

M. S. A.

2 cuillerées par jour.

Losophane. — SYN. — Métacrésol triiodé, Triiodure de crésol.

PRÉP. — Le Dr Goldmann a obtenu ce produit en

faisant réagir l'iode sur l'acide oxytoluylique en présence des alcalis.

Desc. — La losophane, qui renferme environ 80 p. 100 d'iode, se présente sous l'aspect d'aiguilles blanches, fusibles à 121°5. Elle se dissout difficilement dans l'alcool, mais est facilement soluble dans l'éther, le benzol et le chloroforme.

Les huiles grasses la dissolvent aisément à la température de 60°.

Une solution concentrée de soude caustique la transforme en une masse amorphe d'un noir verdâtre, insoluble dans l'alcool.

Prop. thér. — Le Dr Saalfeld, de Berlin, a obtenu de bons résultats en employant ce composé dans le traitement de diverses affections cutanées.

Dans les dermatoses d'origine parasitaire (teigne, lichen, pityriasis, gale), et dans l'eczéma, le sycosis et l'acné, il peut rendre des services.

Mode d'emploi. — Le Dr Saalfeld s'est servi de solutions à 1 — 2 p. 100. Il a aussi préparé des pommades renfermant 1 — 10 p. 100 de losophane, en faisant usage, comme excipient, soit de vaseline seule, soit d'un mélange de quatre parties de lanoline pour une partie de vaseline.

Solution :

Losophane	1	gramme.
Alcool	75	—
Eau distillée	25	—

F. S. A. Usage externe.

Lucuma Cainito DC. — Syn. — Abiaba.

Desc. — Plante de la famille des Sapotacées, qui croît au Brésil.

Comp. — Contient de la *lucumine*.

Prop. thér. — Tonique puissant, antidiarrhéique,

antidysentérique, antipériodique, employé dans les fièvres intermittentes.

DOSES. — Comme antidiarrhéique, de 10 à 15 centigrammes; comme antipériodique, de 20 à 50 centigrammes.

Lycopus virginicus L. — SYN. — Appelé par les Indiens *Charmweed.*

DESC. — Plante de la famille des Labiées, qui croît aux États-Unis.

PROP. THÉR. — Possède, d'après le Dr K. Briggs, une propriété spéciale contre les piqûres et les morsures d'insectes et de reptiles venimeux. Les Indiens mâchent la plante et en avalent le suc. Le Dr K. Briggs a employé, chez un homme atteint d'une morsure dangereuse, une décoction de 20 grammes, dans un demi-litre d'eau, en partie comme compresses sur les plaies, et en partie comme médicament interne : le malade fut guéri le troisième jour.

Elle donne de bons résultats dans les hémoptysies et les premiers stades de la phtisie et de la consomption.

On lui trouve des propriétés astringentes, sédatives et même narcotiques.

MODE D'EMPLOI. DOSES. — Infusion (300 grammes p. 500 grammes d'eau bouillante), à prendre par fraction dans la journée.

Lysol. — DESC. — Corps de consistance de savon mou, facilement soluble dans l'eau.

PRÉP. — Produit complexe, résultant de la coction d'un mélange de goudron de houille, de graisse, d'alcali et de résine.

PROP. THÉR. — C'est un antiseptique qui l'emporte comme microbicide sur le phénol, il est moins tonique que le phénol et la créoline. Il leur est préférable dans le sens qu'il est soluble dans l'eau. Il convient à la désinfection des mains. On l'emploie pour le traitement des plaies et le lavage de l'utérus.

Mode d'emploi. Doses. — Solution de 1/2 à 3 p. 100.

Mammea americana L. — Desc. — Plante de la famille des Guttifères, qui croît aux Antilles et dans l'Amérique tropicale.

Prop. thér. — L'eau distillée des fleurs est rafraîchissante et digestive. La gomme résine est antiparasitaire. L'écorce en décoction est émolliente et sert en applications locales sur les plaies et blessures. Les graines sont amères. Les feuilles en décoction sont vantées contre les fièvres intermittentes.

Mangifera indica L. — Syn. — Mango, Manguier.

Desc. — Arbre de la famille des Anacardiacées, qui croît dans tous les pays tropicaux.

Part. empl. — Le fruit et l'écorce, dont on prépare des extraits fluides.

Prop. thér. — Propriétés astringentes efficaces. On l'emploie contre les fièvres, la métrorrhagie, la leucorrhée, la gale et les affections cutanées. Le suc résineux est antidysentérique.

Mode d'emploi. Doses. — Extrait fluide, 10 grammes, eau 120 grammes, en gargarisme. — A l'intérieur, une cuillerée à café, toutes les deux heures.

Maté. — Syn. — Yerba Matte, *Ilex paraguayensis* St.-Hil.

Desc. — Plante de la famille des Ilicinées.

Comp. — L'analyse a été faite par M. D. Parodi qui a trouvé : acide cafétannique 30 grammes, caféine ou plutôt matéine 7 grammes pour 1000, résine, graisse, essence.

Prop. thér. — Médicament d'épargne de premier ordre, employé comme fortifiant et reconstituant, et qui jouit de propriétés fébrifuges. Il est un tonique du cœur.

Mode d'emploi. Doses. — En infusion théiforme, à la dose de 30 grammes par litre d'eau.

Méconarcéine. — Syn. — Méconate de narcéine. Combinaison de narcéine et d'acide méconique, proposée par M. le Dr Laborde.

Prép. — On mélange par trituration l'acide méconique et la narcéine à équivalents égaux. Cette poudre, mise en dissolution, donne de suite la méconarcéine. Il serait normalement plus facile de combiner l'acide méconique (acide de l'opium) avec les alcalis de l'opium, plutôt que de choisir un autre acide. En Angleterre d'ailleurs, on se sert du sel méconate de morphine pour injections sous-cutanées.

Desc. — Poudre blanche, fusible à 110°, soluble dans l'eau bouillante et dans l'alcool faible, peu soluble dans l'alcool fort.

L'acide méconique étant un acide bibasique, il se forme en réalité deux sels, l'un, le *monoméconate*, cristallisé en aiguilles jaunes, et le *biméconate*, cristallisé en aiguilles blanches.

Prop. thér. — Sédatif, calmant, hypnotique; employé dans les névralgies et les rhumes.

Mode d'emploi. Doses. — En solutions hypodermiques stérilisées. — En pilules, de 6 milligrammes à 25 milligrammes.

Melaleuca Leucadendron L. — Syn. — Cajeput, Arbre blanc.

Desc. — Arbre de la famille des Myrtacées.

Prép. — On retire des feuilles par la distillation, en présence de l'eau, une huile essentielle, qui est mobile, transparente, de couleur verte, d'odeur camphrée. Densité = 0,925.

Comp. — Contient du *cajeputol*, $C^{40}H^{16},H^2O$, qui bout à 175°.

Prop. thér. — L'huile est employée contre la goutte, les rhumatismes, le choléra, la paralysie et l'épilepsie. Son action est plus sensible que celle de l'huile d'eucalyptus.

A l'extérieur, elle est rubéfiante.

Doses. — A l'intérieur, à la dose de 10 à 50 gouttes.

Menthol. — Desc. — Partie concrète de l'essence de menthe produite par la *Mentha piperita*. — D'après le Dr Beckmann, contrairement à l'opinion des chimistes qui ont étudié l'essence de menthe du Japon, la partie liquide, séparée du menthol, ne serait ni du *menthène* ($C^{10}H^{16}$), ni un isomère du menthol ($C^{10}H^{20}O$). Ce liquide, dont la composition peut être représentée par la formule $C^{10}H^{18}O$, est isomère avec le *menthone*, composé obtenu par MM. Morrigan et Atkinson, par oxydation du menthol.

Prop. bact. — C'est un des meilleurs antiseptiques connus.

Prop. thér. — Antinévralgique puissant, agissant d'une façon à peu près infaillible dans la migraine, les névralgies, la sciatique, les douleurs de dents; convient également contre l'asthme humide et les catarrhes des voies respiratoires. — Le menthol s'emploie en outre contre les affections cutanées, les dartres, l'herpès, etc. — Il possède des propriétés antivomitives.

Pour être absorbé par la peau, le menthol doit être parfaitement pur et fondre à 91°.

Le Dr Lemnon Mainwright déclare qu'un mélange de menthol et de carbonate d'ammoniaque donné à respirer dans la fièvre de foin a guéri beaucoup de malades.

D'après les Drs Dubreuil et Archambault, le menthol en solution alcoolique à 10 p. 100 fait cesser la démangeaison et l'éruption souvent dans les affections prurigineuses (eczéma, lichen, gale, urticaire, prurit nerveux, prurit de la vulve et de l'anus).

Le Dr Wolff cite deux cas de diphtérie, qu'il a guéris par des applications locales de menthol.

Le Dr Galezowski a préconisé le menthol comme antinévralgique sous forme de pommade. Il formule :

Menthol	1gr,50
Cocaïne	0gr,50
Hydrate de chloral	0gr,30
Vaseline	10 grammes.

F. S. A.

En onction sur la partie douloureuse.

Mode d'emploi. — Applications locales, à l'aide de *crayons de menthol*.

Inhalations, par la bouche et le nez, de vapeurs dégagées par des cristaux de menthol.

Mercure (Asparaginate de). — Syn. — Aspartate de mercure.

Prép. — On le prépare en dissolvant 10 grammes d'asparagine dans de l'eau chaude et ajoutant peu à peu de l'oxyde jaune de mercure jusqu'à refus. On filtre la solution refroidie. On en prélève un volume exact, dans lequel on dose le mercure par précipitation avec l'hydrogène sulfuré. On étend ensuite cette solution avec quantité suffisante d'eau distillée jusqu'à la concentration désirée (1 à 2 p. 100 de mercure). Par l'addition d'eau, ou après quelque temps, la solution peut se troubler. Le trouble disparaît par addition d'asparagine pulvérisée. La solution d'asparaginate de mercure constitue un liquide clair, incolore, inodore, de saveur saline métallique, un peu caustique. Elle se conserve bien (Wolf et Ludwig).

PROP. PHYS. — Ce qui distingue surtout l'asparaginate de mercure de toutes les autres préparations mercurielles usitées pour injections sous-cutanées, c'est son rapide passage dans la circulation, ce qui rend possible d'agir promptement sur le processus morbide. Son élimination par les reins s'effectue de même en très peu de temps ; vingt-quatre heures après la première injection de 0gr,01 d'asparagine hydrargyrique, on décèle déjà dans l'urine 0gr,0008 — 0gr,0013 de mercure.

PROP. THÉR. — Le Dr Neumann a employé la solution aqueuse d'asparagine hydrargyrique (à 1-2 p. 100) pour injections sous-cutanées dans 37 cas de syphilis. Les injections ne sont pas douloureuses et sont bien tolérées par les malades. Pas de phénomènes secondaires fâcheux. Les injections sont répétées ordinairement tous les jours. Sous l'influence de ce traitement, le poids du corps augmente considérablement, les exanthèmes pâlissent dès le treizième ou le quatorzième jour et disparaissent complètement après trois à quatre semaines.

MODE D'EMPLOI. DOSES. — On emploie ce produit en injections sous-cutanées.

La dose par injection est de 0gr,01 d'asparaginate de mercure pour un centimètre cube d'eau.

Mercure (Salicylate de). — DESC. — Corps pulvérulent, blanc, neutre au tournesol, insoluble dans l'alcool et l'eau, sans odeur ni saveur.

PRÉP. — On obtient ce sel en précipitant une solution de nitrate mercurique par une solution de salicylate de soude. On recueille le précipité et on le lave à l'eau et à l'alcool, puis on le dessèche dans le vide.

PROP. ANTIS. — Antiseptique puissant qui a le grand avantage de ne point provoquer la douleur.

Prop. thér. — Préconisé par M. le Dr Malécot dans le traitement abortif de la blennorrhagie.

Mode d'emploi. Doses. — Employé en injection uréthrale à la dose de 50 centigrammes pour 100 gr. d'eau à la température de 35°.

M. Vacher a étudié ce sel, qui présente un pouvoir antiseptique aussi grand que celui du sublimé, sans en offrir les inconvénients : il pourrait donc le remplacer en chirurgie. La difficulté consistait à le rendre soluble dans l'eau, sans addition d'alcool, ni de chlorure de sodium. M. Vacher a triomphé de cet obstacle en obtenant le salicylate de mercure par double décomposition dans un mélange de sublimé, de salicylate de soude et d'eau. Cette solution n'est pas irritante et sert à divers usages, suivant son titre. Pour l'usage externe, elle peut être ainsi formulée :

Sublimé	1	gramme.
Salicylate de soude	2	—
Eau	1000	—

En injections hypodermiques, pour le traitement de la syphilis, M. Vacher injecte 1 cent. cube de la solution suivante, qui lui a donné les meilleurs résultats

Sublimé	1	gramme.
Salicylate de soude	3	—
Eau distillée	100	—

Un cent. cube contient un centigr. de salicylate de mercure. L'injection n'est pas douloureuse et ne s'accompagne jamais d'abcès. Enfin à l'intérieur, on peut donner 15 à 20 gr. de la solution au 1/1000.

Blaschko préconise l'emploi du salicylate qui contient 59 p. 100 de mercure. Il recommande de faire dans les muscles de la fesse, deux fois par semaine, une injection d'une seringue de Pravaz contenant le salicylate de mercure en suspension dans dix parties de paraffine liquide. 10 à 16 injections suffisent au traitement.

Le médicament se prépare d'une manière si aseptique qu'il a été possible de faire 2500 injections sans donner lieu à un seul abcès. Quelques malades cependant supportent mal ces injections, et on est parfois obligé d'interrompre le traitement, soit à cause des douleurs, soit à cause d'accidents dysentériques ou éruptifs.

Mercure (Succinimide de). — Desc. — Aiguilles longues, soyeuses, incolores, très solubles dans l'eau, assez solubles dans l'alcool.

Prép. — On obtient d'abord la succinimide en faisant réagir le gaz ammoniac sur l'anhydrique mercurique, ou en distillant rapidement du succinate d'ammoniaque. La succinimide se combine en solution concentrée et chaude avec l'oxyde de mercure, et laisse déposer par refroidissement de la succinimide mercurique. Formule $(C^4H^4O^2Az)^2Hg$.

Prop. thér. — Antisyphilitique, recommandé pour les injections hypodermiques, comme ne précipitant pas l'albumine.

M. le Dr Louis Jullien a employé ce sel pour le traitement de la syphilis, dans trente-huit cas, onze fois sous forme de pilules et vingt-sept fois en injections.

Les pilules contenaient 2 à 3 centigrammes de succinimide mercurique préparée par M. Bocquillon-Limousin, les malades en prenaient 2 par jour; elles n'ont jamais déterminé de stomatite.

Pour les injections hypodermiques, M. le Dr Louis Jullien se sert d'une solution contenant 20 centigrammes de ce sel pour 100 grammes d'eau distillée bouillie, correspondant à 2 milligrammes par centimètre cube. La dose quotidienne est, 1, 2 et 2 milligrammes et demi, dose qu'il ne faut pas dépasser. Le lieu de prédilection pour les injections est dans la profondeur des muscles de la région fessière. Le nombre des injections nécessaires varie avec les sujets, il peut être de 22, 25, 32 et même 45.

Mode d'emploi. Doses. — Solution hypodermique :

Succinimide mercurique.............	1gr,30
Eau distillée........................	1000 grammes.

A la dose de 1 seringue Pravaz. Pour atténuer la cuisson ajouter 1 centigramme de cocaïne par seringue.

Mespilodaphne pretiosa Nees. — Syn. — Pereiora, Casca preciosa, Canilla.

Desc. — Plante de la famille des Lauracées, qui croît au Brésil.

Part. empl. — Écorce.

Prop. thér. — Employée comme excitant dans le surmenage nerveux. On l'emploie contre la leucorrhée, l'œdème des membres inférieurs et le catarrhe chronique. Les graines sont antidysentériques.

Mode d'emploi. Dose. — Infusion (4 grammes de plante pour 100 grammes d'eau). Décoction pour bains.

Méthacétine. — Syn. — Para-acétanisidine. Formule : $C^4 H^6 \left< \begin{matrix} O, C H^3 \\ Az H. C^2 H^3 O. \end{matrix} \right.$

Desc. — Poudre cristalline, inodore, légèrement rougeâtre, à goût salin amer ; soluble dans l'eau et l'alcool, à froid et à chaud, dans les acides et les alcalis ; fondant à 120°.

Prop. bact. — Antiseptique puissant ; une solution à 1 p. 100 arrête la décomposition du lait et la fermentation ammoniacale.

Prop. phys. — A dose un peu élevée, elle produit des symptômes analogues à ceux de l'antipyrine. Il faut être prudent sur les doses et surveiller leur action.

Prop. thér. — Antipyrétique, expérimenté par le professeur von Jaksch, de Gratz. L'abaissement de température qu'elle produit dans les maladies fiévreuses est remarquable. Le traitement est bien supporté par les enfants.

M. le Dr Seidler l'a employée dans 28 cas de fièvre typhoïde, de pneumonie, de phtisie, d'influenza, à la dose de 0gr,15 quand la fièvre était faible et de 0,30 quand la fièvre était forte et a obtenu de bons succès.

Dans 2 cas de rhumatisme articulaire aigu accompagné de fièvre intense, de gonflement des articulations, la méthacétine a agi promptement et d'une façon fort efficace. Le malade prit 30 centigrammes et le premier jour la douleur disparut.

Doses. — 15 à 20 centigrammes, mais il ne faut pas dépasser 30 centigrammes.

Méthylal. — Syn. — Diméthylate de méthylène.

Formule : $CH^2 \begin{cases} OCH^3 \\ OCH^3 \end{cases}$.

Desc. — Liquide limpide, très mobile, rougissant légèrement le tournesol ; il se dissout dans trois fois son volume d'eau, dans l'alcool et l'éther, dans les huiles grasses et volatiles ; ses vapeurs ne sont pas inflammables ; son odeur rappelle le chloroforme et l'éther acétique. Il bout à 42° et sa densité est de 0,8551.

Prép. — On distille un mélange d'alcool méthylique, d'acide sulfurique et de peroxyde de manganèse ; il passe un mélange de formiate de méthyle et du méthylal. En agitant ce produit avec de la potasse caustique, on détruit le formiate de méthyle, sans attaquer le méthylal.

PROP. THÉR. — Employé contre les douleurs nerveuses, stomacales et intestinales. C'est un excellent anesthésique sous forme de pommade ou de liniment. Le prix de revient, encore très élevé, s'oppose à la vulgarisation de son emploi.

Le professeur Krafft-Ebing, de Gratz, l'a administré en injections hypodermiques. Il a obtenu, par ce moyen, le sommeil parfois au bout de deux heures. Si une première dose ne suffit pas, on la renouvelle après un intervalle convenable, pour arriver finalement à provoquer un sommeil profond et réparateur, qui dure quelquefois vingt heures. C'est, d'après l'auteur, le meilleur calmant hypnotique dans le delirium tremens. M. Krafft-Ebing pense que son emploi est indiqué dans les insomnies causées par l'inanition ou l'anémie cérébrale, et qu'il est au contraire contre-indiqué quand il y a hypérémie du cerveau.

Le méthylal n'a pas d'action nocive sur le cœur, et ne laisse, son effet épuisé, aucun trouble dans l'économie.

MODE D'EMPLOI. DOSES. — Pommade. — Potion, à la dose de 1 : 100 à 150. — Liniment, à 1 : 6 ou 1 : 10. — Injection hypodermique.

Méthylsalol. — SYN. — Paracrésotate de phénol.

DESC. — Corps cristallisé en aiguilles incolores, insoluble dans l'eau, soluble dans l'alcool, l'éther, le chloroforme et la benzine. Il fond à 92°.

PRÉP. — On le prépare en formant l'éther phénylique de l'acide paracrésotique. Il est isomère du crésalol.

PROP. THÉR. — D'après Demme, il rend des services dans le traitement du rhumatisme.

Microcidine. — DESC. — Poudre blanche, très soluble dans l'eau, insipide, inodore.

Prép. — On l'obtient en ajoutant à du naphtol β en fusion, la moitié de son poids de soude.

Comp. — Ce corps est composé pour les trois quarts de naphtol sodique et un quart de composés naphtoliques.

Prop. bact. — D'après le Dr Berlioz, de Grenoble, il est antiseptique, supérieur à l'acide phénique et l'acide borique.

Prop. thér. — M. Berlioz emploie ce corps pour le pansement des plaies, en solutions à 5 p. 1,000. Il n'est pas caustique ni tonique.

Morenia brachystephana L. — Syn. — Tasi. Tasis.

Desc. — Plante de la famille des Asclépiadacées, qui croît en abondance dans la République Argentine.

Part. emp. — La racine et les feuilles.

Comp. — M. P. N. Arata a fait l'analyse de la racine qui contient : corps gras, résine, amidon, albumine, alcaloïde.

M. P. N. Arata a analysé le fruit qui contient un alcaloïde, un glucoside et de la pectine.

Prop. thér. — D'après les Drs E. del Arca et J. Secardi, c'est un excellent médicament à employer dans tous les cas où la sécrétion lactée tend à diminuer et même dans ceux où elle se supprime complètement.

Le médicament est fade et laisse après lui un goût amer et assez désagréable.

Sur quinze femmes âgées de vingt à quarante ans, dont trois étaient primipares et les autres multipares, qui étaient toutes atteintes d'agalactie, M. del Arca a obtenu, par l'emploi du tasi, onze résultats favorables, deux douteux et deux négatifs. Les époques plus ou moins éloignées de l'accouchement n'ont pas paru exercer d'influence sur le retour plus ou moins rapide de la sécrétion lactée.

Mode d'emploi. — On emploie les feuilles ou la

racine (fraîche ou sèche) de cette plante en infusion, et le fruit en décoction. On fait infuser 30 grammes de racine de tasi dans 200 grammes d'eau, que l'on fait prendre par cuillerée à bouche dans le courant des vingt-quatre heures. On peut également administrer de la même manière une décoction de 40 grammes de fruits de tasi dans 20 grammes d'eau.

Moringa pterygosperma Gaertn. — DESC. — Plante de la famille des Capparidacées, qui croît au Sénégal, à la Jamaïque, aux Antilles et aux Indes.

SYN. — Ben ailé.

PART. EMPL. — La racine.

PROP. THÉR. — Les racines fraîches sont rubéfiantes. La teinture alcoolique préparée de la racine séchée au soleil fut essayée par Henry Sachan comme diurétique, à la dose de 10 gouttes jusqu'à 3gr,75 toutes les trois heures. Les résultats obtenus pendant deux années sont encourageants. L'ascite et l'anasarque de cause rénale aussi bien que cardiaque ou malarique disparaissent rapidement sous l'influence de ce médicament. L'effet diurétique de la teinture de moringa se manifeste le jour même de l'institution du traitement et persiste même quelque temps après la cessation du remède; sous ce rapport, le moringa est supérieur à la digitale et à la nitroglycérine. Pas de phénomènes secondaires fâcheux; la teinture n'est pas caustique.

En plus de son action diurétique, le moringa relèverait aussi l'appétit.

Morrhuol. — DESC. — Liquide âcre, amer, aromatique, contenant le phosphore, l'iode et le brome combinés à la matière organique.

PRÉP. — On le prépare en traitant de l'huile de foie

de morue par de l'alcool à 90°. On décante et on distille l'alcool et le résidu constitue le morrhuol.

MODE D'EMPLOI. DOSES. — Capsules gélatineuses contenant 20 centigrammes à la dose de 1 ou 2 par jour. Chaque capsule comprend 5 grammes d'huile de foie de morue.

Moussena. — SYN. — *Busenna, Acacia anthelminthica* H. B.

DESC. — Plante de la famille des Légumineuses-Mimosées, qui croît en Abyssinie.

COMP. — Contient de la *moussénine*, qui, d'après Thiel, serait un glucoside et, d'après Gastinel, un alcaloïde.

PART. EMPL. — L'écorce.

PROP. THÉR. — Anthelminthique et vermifuge.

PROP. THÉR. — L'alcaloïde n'a pas le goût désagréable ni l'effet vomitif de l'écorce, et s'emploie à la dose de 20 à 30 centigrammes.

MODE D'EMPLOI. DOSES. — Poudre d'écorce, à la dose de 60 grammes, seule ou mélangée à du miel ou à du lait.

Myrrholine. — PRÉP. — Solution de myrrhe dans l'huile obtenue en dissolvant une partie de myrrhe dans une partie d'huile.

PROP. THÉR. — Cette préparation a donné de bons résultats dans les laryngites tuberculeuses.

MODE D'EMPLOI. DOSES. — On l'administre en capsules contenant 0gr,20 de myrrholine et 0gr,30 de créosote.

A l'extérieur, la myrrholine, appliquée en pommade au 1/10, a amélioré rapidement l'eczéma des narines.

Myrtol. — DESC. — Huile essentielle, retirée de la

distillation en présence de l'eau des feuilles du *Myrtus communis* L., de la famille des Myrtacées, originaire de l'Afrique.

Essence jaune foncé, d'odeur agréable, dont la partie principale, le myrtol, distille entre 170° et 175°.

PROP. THÉR. — Usitée contre les bronchites chroniques, la blennorrhagie et la vaginite ; mieux tolérée que les balsamiques. — Sédative et antiputride, elle stimule la digestion et augmente l'appétit.

MODE D'EMPLOI. DOSES. — Capsules gélatineuses, à la dose de 1 gramme.

Nandhiroba. — SYN. — Coucourou.

DESC. — Produit par le *Fevillea cordifolia* L., plante de la famille des Cucurbitacées-Nandhirobées, qui croît au Brésil.

PART. EMPL. — Les semences.

COMP. — Les semences contiennent huile fixe, résine, principe amer, mucilage, sucre (Fougère, d'Haïti).

PROP. THÉR. — R. Brown dit qu'elles neutralisent complètement le venin des serpents. On l'emploie intérieurement et extérieurement dans ce cas. Elles sont aussi le contrepoison des substances toxiques végétales, surtout du mancenillier. On s'en sert comme antidote dans l'empoisonnement par les spigélies, le manioc.

M. Draprej en a obtenu de bons résultats dans des empoisonnements par la noix vomique, le rhus toxicodendron et la ciguë. En raison de ses propriétés éminemment purgatives elle peut en effet rendre service dans les empoisonnements, à la condition d'être administrée à temps.

Le nandhiroba est purgatif, fébrifuge, vermifuge et même vomitif.

C'est une des plantes rendant le plus de services dans la matière médicale américaine.

MODE D'EMPLOI. DOSES. — On prépare avec les semences une émulsion que l'on donne sous forme de loch au malade.

Naphtol. — SYN. — Phénol naphtylique.

DESC. — *Naphtol α.* Aiguilles blanches; fusible à 92°, soluble dans l'éther, le chloroforme, l'alcool, presque insoluble dans l'eau.

Naphtol β. Petites lames brillantes; inodore, fusible à 122°.

PRÉP. — *Naphtol α.* On l'obtient en projetant du sulfonaphtalate de plomb en poudre dans de la potasse fondue. Il se purifie par distillation dans la vapeur d'eau et par cristallisation dans l'eau bouillante.

Naphtol β. On fond avec la potasse des sulfonaphtalates β de soude ou de plomb.

PROP. THÉR. — Le naphtol β est préconisé par le Prof. Bouchard, comme antiseptique de l'intestin, dans la fièvre typhoïde, et, comme antiseptique de l'estomac, dans le cas de dilatation. On l'associe assez souvent au salicylate de bismuth.

D'après le professeur Rapon, il serait un bon remède contre la gale, quoique très irritant.

MODE D'EMPLOI. DOSES. — Usage externe : solution de 4 à 5 grammes, pour 1,000 grammes d'eau alcoolisée. — Pommade à base d'axonge ou de lanoline à 10 p. 100, à 5 p. 100 dans le prurigo, et à une dose plus faible pour l'eczéma. — Usage interne, à la dose de 10 à 30 centigr. (Bouchard) :

Naphtol α	0gr,20
Eau distillée	500 grammes,

pour 4 lotions par jour, ou

Naphtol α	0gr,10
Vaseline	30 grammes.

Préconisé par le Dr Panas contre le pannus.

Naphtol β	50
Alcool	100

Eau bouillante 10 litres (Drs Bouchard et Fernet).

Naphtol β	5 à 15 grammes.
Alcool à 60°	1 litre.

Naphtol β	100
Camphre	200

Ces différentes formules ont été préconisées par le Professeur Ch. Bouchard pour l'antisepsie externe.

Naregamia alata W. et A. — Syn. — Ipécacuanha de Goa.

Desc. — Plante de la famille des Méliacées, originaire de l'Inde.

Comp. — Contient une huile, de la cire et un alcaloïde, la *narégamine* (Hooper).

Prop. thér. — Le suc de la plante est employé contre le psoriasis. La racine est émétique et cholagogue, combat les embarras gastriques, le rhumatisme et les indigestions. A petites doses, c'est un expectorant utile dans les affections catarrhales et la bronchite des enfants.

La teinture réussit très bien dans l'emphysème, en fluidifiant les crachats et en diminuant la sécrétion.

Mode d'emploi. Doses. — Poudre, 1gr,20. — Teinture, de 2 à 6 gouttes, toutes les heures.

Nectandra Rodiœi. — Syn. — Bibiru, Bebeeru.

Comp. — Contient deux alcaloïdes, la *bibirine* $C^{18}H^{21}AzO^3$, et la *nectandrine* $C^{20}H^{23}Az\,O^4$ (Maclagan).

Prop. thér. — On l'emploie contre les migraines, les névralgies périodiques et les ménorrhagies. L'alcaloïde est usité contre les fièvres intermittentes, dans le cas où la quinine ne peut être supportée.

11.

Mode d'emploi. Doses. — Décoction et vin, même préparation et même dose que pour le quinquina. — Poudre d'écorce, de 1 à 3 grammes. — Bibirine, de 0,05 à 0,5 en pilules ou solution.

Nerium Oleander L. — Syn. — Laurier-rose.

Desc. — Plante de la famille des Apocynacées, qui croît en Algérie. On ne doit se servir que du laurier-rose provenant des pays chauds.

Part. empl. — Les feuilles et l'écorce.

Comp. — Contient un alcaloïde, l'*oléandrine.*

Prop. phys. — Exerce sur le cœur une action puissante, qui diffère peu de celle de la strophanthine et de la digitaline; c'est un poison très actif. Il ne reste pas dans l'organisme (Dujardin-Beaumetz, Pouloux).

Prop. thér. — Dans l'asystolie, due à des lésions cardiaques ou rénales, il agit comme tonique sur le cœur et augmente les sécrétions. Il semble devoir être utile dans les cas où l'on emploie le strophanthus (Dr Huchard).

La teinture de *Nerium Oleander* est préparée avec les feuilles fraîches du *Nerium Oleander* d'Italie.

Comme dans l'usage prolongé de la digitale il y a une accoutumance pour ce médicament, von Œfele a proposé cette teinture, dont l'action est la même, pour remplacer, de temps à autre, la digitale. Après son usage, le pouls devient lent, régulier et fort; presque toujours, on remarque une augmentation de la densité des urines. Pour la pratique, il recommande la formule suivante :

Teinture de nerium oleander..................	10
Eau de menthe..	1

20 gouttes 3 fois par jour.

Mode d'emploi. Doses. — Extrait hydro-alcoolique, de 2 à 6 centigrammes par jour; on augmente la dose graduellement et avec précaution, jusqu'à 12 centigrammes. — Teinture au 1/5, de 5 à 10 gouttes par jour.

Nucléine. — Desc. — Sous ce nom, on désigne une série de substances extraites d'abord du noyau des cellules de la pulpe splénique et plus récemment de diverses autres cellules. Contrairement aux albumines, elle renferme de l'acide phosphorique, ce qui en fait des protéines phosphoriques.

Prop. phys. — Administrée à l'homme à la dose de 2 à 3 grammes, sous forme de poudre incolore ou jaunâtre, insoluble dans l'eau et dans l'alcool, soluble dans les alcalis étendus, la nucléine est inoffensive; elle ne produit que l'augmentation du nombre des globules blancs, soit de véritables phagocytes.

Prop. thér. — Aussi peut-elle rendre de grands services pour le diagnostic des tuberculoses latentes. Chez de tels sujets, l'ingestion de 2 à 3 grammes de nucléine provoque une hyperpyrexie s'élevant à 40° pendant deux ou trois jours; à l'auscultation, des râles fins etc., revèlent une suractivité de la tuberculose jusque-là latente.

M. le Prof. Germain Sée signale les bons effets de la nucléine dans certains cas de pneumonies et de pleurésies graves.

Oléocréosote. — Combinaison de créosote de bois avec l'acide oléique, obtenue par le Dr Diehl.

Prép. — Pour préparer l'oléocrésote, on mélange l'acide oléique et la créosote en proportions moléculaires, et on ajoute du trichlorure de phosphore; on chauffe lentement jusqu'à 135°, jusqu'à ce que la réaction, d'abord tumultueuse, soit termininée. L'oléocréosote qui surnage, est décantée, puis lavée à l'eau et ensuite à l'eau alcalinisée par le carbonate de soude.

Le produit est séché par le sulfate de soude déshydraté, puis filtré.

Desc. — L'oléocréosote constitue un liquide jaunâtre, de consistance huileuse, ayant le goût de la créosote, mais sans causticité, insoluble dans l'eau, un peu soluble dans l'alcool absolu, très soluble dans l'éther, la benzine, le chloroforme et les huiles grasses.

Prop. thér. — M. Prévost prétend que ce corps se dédouble dans l'organisme, lorsqu'il est ingéré par la voie sous-cutanée; il y a élimination de phénols par l'urine.

Son emploi est préférable à celui d'un mélange d'huile et de créosote, lequel provoque souvent des phénomènes d'intoxication.

Orthine. — Syn. — Acide orthohydrazin-paraxybenzoïque.

Desc. — Le corps isolé est instable, les sels sont stables, le chlorhydrate d'orthine surtout.

Prép. — Ce composé, découvert par M. le Dr Kobert, est le résultat de la combinaison de l'hydrazine et de l'acide paraxybenzoïque (isomère de l'acide salicylique).

Prop. phys. — Les chiens supportent très bien l'orthine à la dose de 2 grammes pour 24 kilos, sans phénomènes fâcheux, mais leur urine possède un pouvoir réducteur considérable. Sur l'homme, on observe néanmoins de graves symptômes d'intoxication, sueurs profuses et collapsus.

Prop. thér. — M. le Dr Unverricht a fait l'expérimentation clinique du chlorhydrate d'orthine et il a remarqué une action antipyrétique très énergique dans la fièvre typhoïde, la pneumonie, le rhumatisme articulaire aigu. Cependant il recommande de ne l'employer qu'avec ménagement.

Dose. — De 0gr,30 à 0gr,50, 2 fois par jour.

Osmique (Acide). — Desc. — En longues aiguilles prismatiques, de couleur jaune d'or, brillantes ; d'odeur de raifort, de saveur âcre et brûlante ; il tache la peau en noir. Il fond à 40° et bout à 100°. Soluble dans l'eau.

Prép. — On l'obtient en traitant l'osmiure d'iridium par l'eau régale, et en distillant plusieurs fois.

Prop. phys. — Sa vapeur irritante occasionne des désordres tels que la mort peut s'ensuivre.

Prop. bact. — Antiseptique très puissant.

Prop. thér. — Le Dr Billroth, de Vienne, l'a préconisé, en injections hypodermiques, contre les névralgies et la sciatique.

D'après Valenzuela l'acide osmique en inhalation a donné des résultats encourageants contre la phthisie pulmonaire : diminution de l'expectoration et amélioration de l'état général.

Le Dr Auerbach a obtenu la guérison du goitre par des injections interstitielles dans l'épaisseur ; tous les deux jours pendant trois semaines, il injecte 5 milligrammes d'acide osmique par gramme d'eau.

Doses. — Injections hypodermiques, 10 centigrammes pour 10 grammes d'eau distillée.

Ouabaio. — Desc. — Poison employé par les Somalis pour leurs flèches ; il est tiré d'une plante déterminée par M. Poisson, l'*Acocanthera Ouabaio*, voisin des Carissa, de la famille des Apocynacées.

Comp. — M. Arnaud a obtenu de l'extrait aqueux, de la racine et du bois un glucoside cristallisé appelé *ouabaïne*, qui a pour formule $C^{30}H^{46}O^{12}$. L'ouabaïne est identique à la strophanthine; elle se retrouve même dans le strophanthus glabre du Gabon (Arnaud).

Ce principe est blanc, inodore, de peu d'amertume, un peu soluble dans l'eau froide, mais entièrement dans l'eau bouillante. Son meilleur dissolvant est l'alcool concentré et chauffé modérément. Il est insoluble dans le chloroforme, l'alcool absolu et l'éther anhydre; il fond à 200°.

Prop. thér. — M. Jeannel a fait usage dans la coqueluche de l'ouabaïne qu'il employait d'abord en raison de sa toxicité à des doses extrêmement minimes, qu'il a portées ensuite à 1 millième de grain (soit 0,00006), toutes les trois heures, chez des enfants de cinq ans. Les accès sont devenus moins fréquents, moins graves; par exception, et dans deux cas graves, la dose a été portée à 1 deux-cent-cinquantième de grain (0,00025). Il a ainsi traité quarante-neuf enfants, dont vingt-cinq ont été guéris.

Sans guérir, l'ouabaïne donne de bons résultats dans tous les stades de l'affection. Dans la première période, elle diminue la durée des accès; dans la seconde période, elle rend l'affection moins grave; et dans la troisième, elle abrège la convalescence.

La meilleure préparation est la solution dont une goutte représente un millième de grain d'ouabaïne.

Prop. phys. — D'après les Drs Rondeau et Gley, 2 milligrammes tuent un chien, pesant environ 12 kilogrammes, en quelques minutes.

Doses. — 1/10 de milligramme.

Pachira aquatica Aub. — Syn. — Cacao sauvage, Pachirier à 5 feuilles.

Desc. — Plante de la famille des Sterculiacées, qui croît à la Guyane.

Part. empl. — Plante entière.

Prop. thér. — On emploie la plante comme alexitère dans le cas de morsure d'animaux venimeux en faisant boire au patient des décoctions très rapprochées.

La plante jouit de propriétés émollientes et maturatives.

Pambotano. — SYN. — *Calycandra Houstoni* Rich. ou *Cordyla Houstonia.*

DESC. — Petit arbuste de la famille des Légumineuses-Schwartziées, qui pousse dans les terres chaudes du Mexique.

COMP. — M. Nicolas R. de Arellano, au Mexique, et MM. Villejean et Bocquillon ont fait l'analyse de la plante. Ils ont trouvé du tannin, des matières grasses, une résine soluble, pas d'alcaloïde. M. Bocquillon a isolé un glucoside. Les principes actifs sont solubles dans l'eau et l'alcool.

PROP. THÉR. — C'est un amer de premier ordre et il est employé contre les fièvres. Au Mexique, les Drs Morales et Labato ont obtenu de bons résultats dans les fièvres paludéennes si communes dans ce pays. En France, M. le Dr Valude (de Vierzon) a obtenu des succès contre les fièvres de toute nature (fièvres paludéennes, fièvre typhoïde, grippe, tuberculose).

MODE D'EMPLOI. DOSES. — Teinture. — Décoction. Le Dr Valude préconise la décoction avec 70 grammes d'écorce, à prendre en une fois. — Élixir.

Pao pareiro. — SYN. — *Geissospermum lœve* H. B.

DESC. — Arbre de grande taille, de la famille des Apocynacées, qui croît au Brésil.

COMP. — Contient un alcaloïde, la *paréirine* ou *geissospermine* $C^{19}H^{24}Az^{2}O^{2}$, étudié par Bochefontaine et Cypriano de Freitas.

PROP. THÉR. — L'écorce jouit, au Brésil, d'une

grande réputation comme tonique et surtout comme fébrifuge, ralentit les battements de cœur et la respiration.

Le chlorhydrate de paréirine, employé à la dose de 2 grammes, agirait très efficacement contre les fièvres rebelles au sulfate de quinine.

MODE D'EMPLOI. DOSES. — Décoction (30 grammes par litre d'eau), un à deux verres par jour.

Paraldéhyde. — DESC. — Fond à 10°. Bout à 124°. Densité = 0,998. Soluble dans l'eau froide.

PRÉP. — Modification polymérique, obtenue en faisant passer dans l'aldéhyde du gaz phosgène, de l'acide chlorhydrique ou du gaz sulfureux, ou mieux encore quelques gouttes d'acide sulfurique. On congèle, on essuie les cristaux et on les essore.

PROP. THÉR. — Possède des propriétés hypnotiques semblables au chloral, en produisant le calme et un sommeil profond. On l'emploie surtout dans le délire de la fièvre typhoïde et dans le delirium tremens. Usité comme antagoniste de la strychnine, il est contre-indiqué dans l'emphysème chronique.

Dans douze cas d'asthme spasmodique dont quelques-uns soumis à tous les traitements usités, Wm. Mackie a réussi à faire disparaître le spasme en peu de temps en administrant la paraladéhyde, à la dose de 2 grammes répétée toutes les demi-heures jusqu'à effet produit. Jamais il ne fut obligé de donner plus de trois doses, souvent il suffit d'une seule dose. Chez un garçon de treize ans atteint d'asthme presque dès l'enfance, la guérison fut obtenue après une dose de 20 gouttes. Ordinairement le sommeil survient immédiatement après la cessation du spasme.

MODE D'EMPLOI. DOSES. — On le prescrit en potions,

élixir ou capsules, à la dose de 30 à 40 gouttes.

Paraldéhyde.....................	2 grammes.
Teinture de vanille...............	XX gouttes.
Sirop de laurier-cerise...........	30 grammes.
Eau de tilleul....................	70 —

par cuillerées à bouche.

Pedalium Murex L. — DESC. — Plante de la famille des Pédaliacées, qui croît dans l'Inde.

PART. EMPL. — Le fruit.

PROP. THÉR. — Employé contre la dysurie, la blennorrhagie et les inflammations des voies urinaires. Usité comme lithontriptique et considéré comme aphrodisiaque.

MODE D'EMPLOI. DOSES. — Infusion de 30 grammes de fruit concassé, dans 500 grammes d'eau bouillante, on laisse macérer deux heures et on filtre; à prendre en 24 heures, par dose de 60 grammes.

Peganum Harmala. — SYN. — Harmel ou Armel.

DESC. — Plante de la famille des Rutacées-Zygophyllées, qui croît en Espagne, en Égypte et en Russie méridionale. La plante a une odeur forte et désagréable, semblable à celle de la rue, un goût persistant, amer et résineux.

COMP. — Contient deux alcaloïdes, l'*harmaline* et l'*harmine*. $C^{13}H^{14}Az^{2}O$ et $C^{13}H^{12}Az^{2}O$ (Gobel).

PART. EMPL. — Les graines.

PROP. THÉR. — Sudorifique, antihelminthique, emménagogue, employé contre l'aménorrhée.

MODE D'EMPLOI. DOSES. — Teinture 1/5, à la dose de 30 gouttes.

Pental. — SYN. — Triméthyléthylène; formule $(CH^{3})^{2}C^{2}HCH^{3}$.

DESC. — Liquide mobile, incolore, neutre, facilement inflammable, brûlant avec une flamme très éclairante, doué d'une odeur éthérée particulière et d'une saveur douceâtre. Son poids spécifique est, d'après R. Schiff, de 0,678 à 0°.

Prép. — Le triméthyléthylène se prépare en distillant l'alcool amylique de fermentation en présence de chlorure de zinc fondu. On n'obtient pas ainsi du triméthyléthylène pur, mais un mélange composé surtout de ce carbure (environ 50 p. 100) et de *pentane*, C^5H^{12}. Ce mélange est l'amylène brut. On le refroidit à — 20° et on l'agite avec de l'acide sulfurique étendu de 1/2 volume d'eau (3 vol.) également refroidi à — 20°. En opérant à cette basse température on évite la polymérisation de l'amylène qui se forme toujours à la température ordinaire.

Le triméthyléthylène se dissout en donnant avec l'acide une combinaison que l'on sépare et que l'on distille après l'avoir étendue d'eau. Le produit qui distille est un mélange de triméthyléthylène et d'alcool amylique tertiaire. Ce dernier corps entrant en ébullition vers 100°, tandis que le triméthyléthylène bout à 36-38°, on les sépare aisément par distillation fractionnée.

Prop. thér. — Administré comme le chloroforme sur une compresse à la dose de 20 centimètres cubes, provoque, au bout de trois à quatre minutes, un sommeil peu profond, mais suffisant pour permettre de petites opérations chirurgicales.

Il présente sur le chloroforme les avantages suivants : son odeur est agréable, il ne provoque ni vomissements, ni céphalalgie, ne trouble pas les fonctions du cœur et du poumon. Il ne produirait pas de phénomènes d'excitation chez les buveurs, et la narcose pourrait être prolongée à volonté, car il n'y a pas d'accoutumance. D'après Weber, il permettrait d'opérer avant la résolution complète et détermine-rait chez l'opéré un état analogue à l'hypnose.

Permanganate de zinc. — Desc. — En cristaux semblables au permanganate potassique, très hygroscopique, facilement soluble dans l'eau.

Prép. — On l'obtient en traitant une solution de permanganate de baryte par une solution de sulfate de zinc. On filtre, on évapore et on fait cristalliser.

Prop. thér. — M. Berkeley Hill a employé avec succès le permanganate de zinc pour le traitement de toutes les formes d'uréthrite, mais surtout pour les formes aiguës. Ce qui est remarquable dans l'action de cette préparation, c'est qu'elle est dépourvue des effets irritants sur les muqueuses. On fait bien de ne jamais ordonner le permanganate de zinc en solutions concentrées.

Doses. — 5 décigrammes sur 2,000 grammes d'eau.

Incomp. — Il faut écarter des formules l'alcool, les extraits végétaux, etc., avec lesquels le permanganate de zinc forme des composés explosibles.

Petiveria alliacea L. — Syn. — Racine du Congo, Herbe aux poules.

Desc. — Arbuste de la famille des Phytolaccacées, qui croît au Congo, en Guinée et dans l'Amérique du Sud.

Prop. thér. — Les feuilles sont diurétiques, sudorifiques, antispasmodiques, employées dans l'ischurie, l'hystérie, l'hydropisie et la fièvre jaune. Aux Antilles, la racine est employée comme odontalgique ; à Porto-Rico, on la donne aux nouvelles accouchées pour prévenir les accidents des suites de couches.

Mode d'emploi. Doses. — Décoction, administrée tous les quarts d'heure, par verrée.

Phédurétine. — Le Dr Julius Orient donne ce nom à un nouveau dérivé du phénol dont la constitution chimique n'est pas encore déterminée.

Desc. — La phédurétine se présente sous forme de fines aiguilles blanches, soyeuses, brillantes, inodores, peu solubles dans l'eau froide, un peu plus dans l'eau chaude.

Prop. phys. — D'après les expériences de l'auteur, la phédurétine se dissout facilement dans l'estomac, et est rapidement absorbée ; à forte dose elle réagit sur le système nerveux et produit une abondante sécrétion urinaire.

Prop. thér. — Ce nouveau composé a donné de bons résultats dans la migraine à la dose de 0,50 à 1 gramme deux fois par jour.

Phénacétine. — Syn. — Para-acétphénétidine, Phénidine.

Desc. — Poudre légèrement rougeâtre, sans odeur ni saveur; sa solubilité, très faible dans l'eau, atteint un degré un peu plus élevé dans la glycérine ; son dissolvant par excellence est l'alcool à chaud. Le point de fusion est 132°.

Prép. — Dérivé acétylé de la phénétidine, c'est-à-dire de l'éther éthylique du paraamidophénol. On fait réagir sur l'amidophénétol, l'anhydride acétique, ou le chlorure d'acétyle. On emploie le paranitrophénol pour préparer le paraamidophénétol. Ce composé est réduit par l'acide chlorhydrique et l'étain; on obtient le paraamidophénol. Si enfin on fait agir sur ce dernier corps l'iodure ou le chlorure de méthyle, on a le paraamidophénétol.

Comp. — Sa composition répond à la formule : $C^6H^4 - O.C^2H^5 - NH (CO - CH^3)$.

Prop. thér. — Antipyrétique et fébrifuge. L'abaissement de la température qu'elle produit est plus durable que celui obtenu par l'antipyrine, et il ne survient ni frissons, ni vomissements, ni nausées. On dit aussi avoir obtenu des succès dans le traitement des névralgies.

MM. Dujardin-Beaumetz et Huchard insistent sur ses propriétés fébrifuges, analgésiques, antithermiques et antipolyuriques, qui sont équivalentes à celles de l'antipyrine et de l'acétanilide.

M. Sommer confirme l'action antifébrile de la phénacétine à la dose de 2 décigrammes (enfants), 4 décigrammes (adultes), répétée deux, trois et quatre fois par jour, dans soixante cas de fièvre typhoïde, suivis de guérison. L'abaissement de la température atteint toujours 1 ou 2 degrés centigrades trois heures après l'administration de ce médicament.

La phénacétine n'est toxique que quand elle contient du phénol libre.

M. le Dr Lépine l'a essayée dans les sciatiques, les lumbagos, les migraines, et même dans les douleurs de la métrite et de la périmétrite, où les résultats ont été très favorables.

Mode d'emploi. — Cachets, de 25 à 50 centigrammes, dose maximum 2 grammes.

Doses. — La dose la plus convenable pour un adulte est d'environ 50 centigrammes, entre 20 et 60 centigrammes. (Roe.)

Phénocolle. — $C^{10}H^{14}O^2Az^2$.

Syn. — Amido-acét-paraphénétidine.

Desc. — Ce produit se présente sous forme d'une poudre blanche cristalline soluble à 17° dans 16 parties d'eau; la solution est neutre, incolore, devient alcaline au bout de quelques jours.

Sel employé. — Le chlorhydrate.

PRÉP. — On l'obtient en combinant la phénétidine et le glycocolle.

PROP. PHYS. — Le chlorhydrate de phénocolle est un antithermique et un analgésique, qui ne serait pas toxique, au dire du professeur Kobert (de Dorpat). On n'a pas signalé d'action nocive sur les reins même après d'assez fortes doses. L'urine prend une teinte rouge brun qui se fonce encore après addition de perchlorure de fer. L'élimination du médicament est très rapide.

PROP. THÉR. — Employé par le Dr Mering comme antithermique, et il a obtenu d'aussi bons effets qu'avec l'antipyrine ou la phénacétine.

Préconisé par le professeur Kobert dans les fièvres des pthisiques, dans le rhumatisme articulaire aigu et dans les névralgies.

M. Herbel l'a employé avec succès dans plusieurs cas de tuberculose pulmonaire et de rhumatisme articulaire aigu.

MODE D'EMPLOI. DOSES. — Il se prend sous forme de poudre en cachets, à la dose de 0gr,50 à 1 gramme. 1 gramme de phénocolle équivaut, au point de vue des effets, à 1gr,50 ou 2 grammes d'antipyrine.

Phénolsalyl. — PRÉP. — Mélange de :

Phénol	70 parties.
Acide lactique	20 —
— salicylique	10 —
Menthol	1 —

PROP. PHYS. — Les essais ont démontré que le phénolsalyl possède un pouvoir antiseptique supérieur aux antiseptiques usuels excepté le sublimé. Une solution à 1 p. 100 suffit pour tuer les microorganismes les plus résistants après un contact d'une minute. Il a le grand avantage sur les antiseptiques usuels de ne pas être toxique : le phénolsalyl est quatre fois moins toxique que l'acide phénique et cent fois moins toxique que le sublimé. Son emploi dans la gynécologie et surtout les accouchements semble donc tout indiqué, puisque les antiseptiques dont on s'était servi jusqu'ici exposaient les malades ou à une antisepsie insuffisante ou à l'intoxication par un antiseptique aussi dangereux que le sublimé.

PROP. THÉR. — Les essais cliniques avec le phénolsalyl ont été faits dans le service de M. le Prof. Cornil à l'Hôtel-Dieu et ont porté sur une centaine de malades souffrant surtout d'affections des organes génitaux : endométrite, érosions du col, vaginite, uréthrite. Dans tous ces cas l'application du phénolsalyl a été suivie d'une guérison rapide, même dans des cas très invétérés. Dans plusieurs cas d'infection puerpérale, son pouvoir microbicide a fait vite disparaître la fièvre et les accidents de l'infection.

MODE D'EMPLOI. DOSES. — Pour les usages chirurgicaux, injections, lavages, etc., le phénolsalyl s'emploie en solutions aqueuses à 1/2 ou 1 p. 100. Ces solutions ne détériorent pas les instruments et elles n'ont aucune action irritante sur la peau.

Il s'applique facilement à la confection de gazes et de cotons antiseptiques ainsi que pour la préservation des soies, crins, éponges.

Phénosulfate double d'aluminium et de potassium. — $(C^6H^5O.SO^3)^2Al^2K^2$.

PROP. THÉR. — M. le Dr Tarozzi recommande ce corps en solution aqueuse de 5-20 p. 100 à cause de son pouvoir à la fois antiseptique, astringent et styptique dans les cancers ulcérés, les trajets fistuleux des os, dans les ulcères dégageant une mauvaise odeur, ainsi qu'en collutoire dans la fétidité de l'haleine.

Phénylacétique (Acide). — DESC. — Il cristallise en lames irisées; il fond à 76°,5 et bout à 265°. Peu soluble dans l'eau froide, très soluble dans l'eau bouillante, l'alcool et l'éther.

PRÉP. — On transforme d'abord le chlorure de benzyle en cyanure de benzyle; puis on obtient l'acide phénylacétique, en soumettant le cyanure de benzyle à l'action de la potasse bouillante.

PROP. THÉR. — Chez les phtisiques, il diminue l'expectoration, et par suite la toux, relève les forces et favorise la nutrition.

D'après Williams, l'acide phénylacétique, administré à l'intérieur, produit chez les phtisiques une augmentation de l'appétit et une amélioration de la digestion, et même donné à grandes doses il ne fait pas de mal. Dans les cas de formation de cavités, ou s'il y a formation de tubercules, l'acide phénylacétique est efficace.

M. le Dr Alivia l'a employé avec succès contre le typhus et la fièvre typhoïde.

MODE D'EMPLOI. DOSES. — Solution alcoolique, de 10 à 20 gouttes dans 60 grammes d'eau, par jour.

Phénylméthane. — SYN. — Diphénylméthane. Formule : $CH^2 (C^6H^5)^2$.

DESC. — Cristaux fusibles à 25°; odeur d'orange. Soluble dans l'alcool, l'éther et le chloroforme.

PRÉP. — On maintient en ébullition dans un ballon à reflux un mélange de chlorure de benzyle, de benzine et du zinc en poudre. On obtient en distillant à 260° un hydrocarbure, qui est la diphénylméthane.

PROP. THÉR. — D'après le Dr Giacomini, de Turin, il exerce, à dose moitié moindre, une action comparable à celle de l'antipyrine. Le Dr Giacomini lui attribue non seulement des propriétés antipyrétiques, mais encore antirhumatismales et analgésiques.

Mode d'emploi. Doses. — Il suffit d'administrer 50 centigrammes, quand il faut employer 1 gramme d'antipyrine. On le met en solution dans du vin de Marsala ou tout autre vin analogue.

Phényloborique (Acide).

Prép. — On dissout dans de l'alcool absolu à équivalents égaux de l'acide borique et de l'acide phénique, l'alcool abandonne par évaporation l'acide phényloborique.

Desc. — Poudre blanche difficilement soluble dans l'eau froide, préparée par E. Merck.

Prop. phys. — L'acide phényloborique est moins toxique que l'acide phénique; la dose mortelle, administrée par la voie sous-cutanée, est de 1gr,5 pour le lapin.

Prop. thér. — L'acide phényloborique en solution à 0,75 p. 100 empêcherait déjà la putréfaction; en solution à 1 p. 100 il arrêterait la fermentation ammoniacale de l'urine. Des essais plus approfondis démontrèrent la puissance stérilisante vraiment remarquable de l'acide phényloborique à l'égard du bacille du choléra, de la pustule maligne, ainsi que du staphylococcus pyogenes albus et du parasite du sycosis. Grâce à ses qualités antiseptiques, cette préparation a une action favorable employée en pansements sur les plaies et dans les cas d'ulcères vénériens ; sous son influence, les plaies se détergent rapidement et guérissent.

Phénylosalicylique (Acide). — $C^{13}H^{10}O^{3}$.

Syn. — Acide orthoxydiphénylcarbonique.

Prép. — On dissout dans de l'alcool absolu, équivalents égaux d'acide salicylique et d'acide phénique, l'alcool évaporé abandonne l'acide phénylosalicylique.

Desc. — Poudre blanche, soluble difficilement dans l'eau, plus facilement dans l'alcool, l'éther et la glycérine.

D'après les recherches du Dr Bock l'acide phénylsalicylique est un bon antiseptique dont le pouvoir bactéricide équivaut, à peu près, à celui de l'acide salicylique; sa solubilité minime doit faire employer, sans difficulté, ce médicament comme antiseptique sur les plaies, sous forme de poudre, pour les pansements secs. Le sel de soude de l'acide phénylsalicylique s'est montré un peu moins toxique que le salicylate de soude.

Phlorhizine. — Formule : $C^2H^{24}O^{10}$.

Desc. — Aiguilles soyeuses, fusible à 109°.

Prép. — Extraite de l'écorce de pommier. On traite la poudre d'écorce de racine de pommier par de l'alcool étendu, la solution décolorée par le noir animal et concentrée ensuite laisse déposer des cristaux de phlorhizine, pendant le refroidissement. Rendement 5 p. 100.

Prop. phys. — Possède la propriété de déterminer un diabète physiologique ou expérimental qui cesse peu de temps après la cessation de son emploi.

Dose. — Une dose de 5 décigrammes par kilogramme d'animal est susceptible de produire cet effet.

Phtalate de morphine. — Desc. — Corps amorphe, incristallisable.

Prép. — On prépare l'acide phtalique en oxydant la naphtaline par l'acide sulfurique et le bichromate de potasse.

M. Bombelon a combiné l'acide phtalique et la morphine. Il doit être préparé avec des produits absolument purs. La morphine doit être reprécipitée plusieurs fois de ses sels cristallisés, pour servir à la combinaison.

Prop. thér. — Convient pour les injections sous-cutanées de morphine; se conserve longtemps et l'acide phtalique n'a pas les inconvénients thérapeutiques des acides minéraux combinés à la morphine.

Mode d'emploi. Doses. — Solution à 2 grammes pour cent, on injecte une seringue Pravaz, soit 2 cent.

Phyllanthus Niruri L. — Syn. — *Yerba de quinino*, Quinine créole.

Desc. — Plante de la famille des Euphorbiacées, qui croît à Porto-Rico, à la Réunion et en Cochinchine.

Prop. thér. — Excellent tonique amer, diurétique et désobstruant. Très réputé comme spécifique des fièvres intermittentes et que l'on peut employer même comme préventif. — Le suc est usité contre les plaies de mauvaise nature et les maladies parasitaires de la peau. — A doses répétées, il est purgatif et convient alors contre les fièvres intermittentes à forme splénique et hépatique.

Mode d'emploi. Doses. — Poudre, à la dose de 4 grammes. — Teinture 1/5, à la dose de 8 grammes, le matin.

Phytolacca decandra L. — Desc. — Plante de la famille des Phytolaccacées, qui croît dans l'Amérique du Nord.

Prop. thér. — La racine est vomitive, purgative et un peu narcotique. Les vomissements sont sans douleurs ni spasmes. Altérant, résolvant, désobstruant, antisyphilitique et antiscorbutique. A l'extérieur, on l'emploie en pommade contre le sycosis et le favus.

Le Dr O'Daniel l'a employé à l'intérieur dans le traitement de l'orchite.

L'extrait, appelé *phytolaccin*, jouit de propriétés cholagogues.

Mode d'emploi. Doses. — Poudre de racine : comme émétique, de 60 centigrammes à 2 grammes ; comme altérant, de 5 à 30 centigrammes. — Extrait fluide, de 10 à 30 gouttes, toutes les 3 ou 4 heures. — Extrait (phytolaccin), de 6 à 25 centigrammes. — A l'extérieur, en pommade, seule ou associée à la belladone.

Picao da praia. — Syn. — *Acanthospermum xanthoides* DC.

Desc. — Plante de la famille des Composées, qui croît au Brésil.

Part. empl. — La plante entière.

Prop. thér — Elle est tonique et diurétique, employée dans les fièvres intermittentes ; c'est un remède populaire contre la gonorrhée. Les graines sont vénéneuses pour les oiseaux.

Mode d'emploi. Doses. — Infusion préparée avec 20 centigrammes de picao pour 15 grammes d'eau pour une dose. On répète cette dose 3 fois par jour.

Picrate d'ammoniaque. — Desc. — Aiguilles jaunes, amères ; soluble dans l'eau et peu soluble dans l'alcool ; doit être manié avec précaution. Formule $C^6H^2(AzO^2)^3,AzH^4O$.

Prép. — On sature une solution d'acide picrique par du carbonate d'ammoniaque ou de l'ammoniaque. On concentre avec précaution et on fait cristalliser.

Prop. thér. — Antipyrétique et antipériodique, employé par le Dr Clarck et M. Studenezki dans les cas de fièvre intermittente. Il est regardé comme un antipyrétique inférieur à la quinine, et il n'abaisse pas la température autant qu'elle, mais il a l'avantage de ne pas provoquer de troubles gastriques et même, s'il en existe, de les supprimer. Il serait indiqué chez les malades qui sont atteints de la forme apyrétique de la malaria et qui ne sont pas cachectiques. Il faut l'administrer le jour de rémission.

Mode d'emploi. Doses. — En cachets médicamenteux, à la dose de 35 cent. en 24 heures.

Pipérazine. — Syn. — *Spermine, Diéthylediamine, Pipérazérine.*

Desc. — M. Finzelbach donne à ce corps les propriétés suivantes :

Poudre cristalline blanche, de réaction très alcaline, très peu soluble dans l'eau, s'emparant cependant de l'eau et de l'acide carbonique de l'air.

De formule $C^2H^{10}Az^2$ (At.) elle a la constitution suivante, identique à celle de la diéthylènediamine de Hoffmann.

C'est une base forte donnant avec les différents acides de véritables sels. Avec l'iodure double de bismuth et de potassium, elle donne un précipité cristallin, rouge écarlate, facilement reconnaissable sous le microscope. (Prof. Prunier).

Prop. phys. — Les expériences faites par M. Van den Klep ont montré qu'on a exagéré l'action dissolvante de la pipérazine, en disant qu'elle était douze fois supérieure à celle du carbonate de lithine, car en expérimentant sur des calculs uratiques et non sur des cristaux d'acide urique, on constate que la pipérazine, au point de vue dissolvant, ne l'emporte pas sur le carbonate de lithine.

De plus, Van den Klep admet, d'après ses expériences, que la pipérazine possède à un très haut degré la propriété d'entraver la désoxydation de l'oxyhémoglobine, ainsi que la peptonification de l'albumine.

Excitant général, elle possède la propriété de

dissoudre l'acide urique, de relever la quantité d'urée, d'assurer les échanges physiologiques.

PROP. THÉR. — D'après le Dr Vogt, la pipérazine donne de bons résultats dans la gravelle urique, la goutte et les coliques néphrétiques.

D'autres recherches thérapeutiques la classent parmi les stimulants énergiques du système nerveux.

Le Dr Uspersky, de Saint-Pétersbourg, a utilisé avec succès dans le traitement de la phtisie pulmonaire la liqueur de Brown-Séquard : or, il est probable que la spermine, qui constitue le principe actif de cette liqueur, rendra les mêmes services.

D'après des expériences instituées avec la spermine par le Dr Peretti, sur des aliénés, l'état subjectif des malades s'améliore ; la force musculaire des bras mesurée au dynamomètre augmente ; le sommeil devient meilleur ; l'efficacité du produit est surtout manifeste dans les cas de psychoses par débilité générale chez les malades qui présentent de la dépression cérébrale et corporelle.

Le Dr Auguste Voisin et le Dr Schmidt conseillent ce médicament, qui prend décidément une place importante, dans le traitement de la goutte :

1° A la dose de 1 gramme par 24 heures dans de l'eau simple ou de l'eau de Seltz.

2° En solution à 1-2 p. 100, la pipérazine ne provoque pas d'irritation des muqueuses : aussi cette solution est-elle propre aux lavages de la vessie et à la dissolution graduelle des calculs uratiques de la vessie.

3° Grâce à sa solubilité facile dans l'eau, on peut se servir de la solution suivante :

Pipérazine..............................	0gr,1
Eau distillée..............................	1 gramme.

pour faire des injections dans les tophus eux-mêmes.

4° Enfin la solution suivante :

Pipérazine	1-2 grammes.
Alcool	20 —
Eau distillée	80 —

peut être employée, sous forme de *compresses de Priessnitz*, en applications locales sur les tuméfactions goutteuses qu'elle influencera favorablement; ces applications viendront utilement en aide à la spermine administrée par la bouche.

La pipérazine agissant comme dissolvant non seulement sur l'acide urique, mais aussi sur les substances albuminoïdes servant pour la construction des concrétions, elle hâtera aussi la dissolution des calculs composés (urato-phosphatiques et urato-oxaliques). Il serait donc à recommander, dans ces cas, l'emploi prolongé de la spermine.

Mode d'emploi. Doses. — Injections sous-cutanées à la dose de 30 centigrammes par 1 gramme d'eau.

A l'intérieur, cachets médicamenteux à la dose de 50 centigrammes.

Dose maxima par jour 1 gramme.

Pipéronal. — Syn. — Héliotropine, Aldéhyde pipéronylique. Formule $C^8H^6O^3$.

Desc. — Le pipéronal se présente en petites écailles blanches, douées d'une odeur aromatique douce et agréable très recherchée par les parfumeurs qui en font une consommation importante; il est soluble dans l'alcool, l'éther et l'eau chaude, insoluble dans l'eau froide.

Prép. — Le pipéronal peut s'extraire de l'*Heliotropum peruvianum;* mais aujourd'hui on le prépare synthétiquement par oxydation de l'acide pipérique au moyen de permanganate de potasse.

Prop. thér. — Le pipéronal possède des propriétés antipyrétiques et surtout antiseptiques; de plus il est facilement toléré même à la dose de plusieurs grammes par jour.

Dose. — De 1 à 4 grammes par jour.

Piscidia Erythrina L. — Syn. — *Jamaïca Dogwood*.

Desc. — Arbuste de la famille des légumineuses, tribu des Dalbergiées, qui croît aux Indes. Doit son nom à l'action stupéfiante qu'elle exerce sur les poissons (Piscidia) et à la couleur éclatante de sa fleur rouge (ἐρυθρός, rouge).

Prop. thér. — Le Dr Landowski a reconnu à cette plante les propriétés sédatives et soporifiques signalées par le professeur Ott et le Dr Hamilton. Le Dr Landowski s'est servi de l'extrait fluide, préparé par Limousin, en suivant la méthode de la pharmacopée des États-Unis, c'est-à-dire que le poids de l'extrait représente exactement le poids de la substance employée.

Le Dr Hutchison, de Glascow, a employé avec succès l'extrait fluide dans les cas de phtisie, bronchite des mineurs, catarrhe sec, névralgie faciale, insomnie, sciatique et coqueluche. Sédatif dans les névralgies, les migraines, la manie.

Mode d'emploi. Doses. — Extrait fluide, de 30 à 60 gouttes. — Décoction d'écorce, 4 grammes. — Teinture, 2 à 3 grammes par jour. — Sirop, contenant 1 gramme d'extrait par cuillerée :

Teinture de piscidia erythrina.....	20	grammes.
— de viburnum prunifolium.	20	—

préconisé par M. le Dr Huchard, à la dose de 50 gouttes dans les vingt-quatre heures, contre les névralgies.

Pixol. — Dérivé du goudron, préparé par Ebermann et Raptschewski.

PRÉP. — On fait un mélange de 3 parties de goudron avec 1 partie de savon vert, et si cela est nécessaire on chauffe doucement, on ajoute ensuite par portions et en agitant avec soin trois parties d'une solution à 10 p. 100 de potasse caustique.

DESC. — Le mélange s'épaissit puis se transforme en un liquide limpide, à odeur agréable de goudron et à couleur brun foncé. Ce liquide est miscible à l'eau en toute proportion. Le savon ou la potasse caustique employés séparément ne donneraient pas un composé soluble. Le pixol est soluble dans l'eau.

Une solution de pixol à 5 p. 100 a le même pouvoir désinfectant que les solutions de lysol de même concentration, et moins chère et a une odeur plus agréable. De plus il offre l'avantage que :

PROP. THÉR. — Les solutions de pixol ne tachent pas, ne s'attachent pas contre les parois des flacons, ne salissent ni les mains ni les linges et ne produisent pas d'action caustique.

Plantago hispidula Rz. et P. — SYN. — *Plantago recumbens.*

DESC. — Graines de l'Inde, de la famille des Plantaginées, semblables au Psyllium ; elles sont très légères : 160 graines pèsent 20 centigrammes et donnent beaucoup de mucilage.

PROP. THÉR. — Antidiarrhéiques. Employées contre la toux et les rhumes. Mélangées avec le sucre, elles constituent un régal pour les Chinois.

DOSE. — 10 grammes de poudre de semences dans de l'eau sucrée.

Plumbago zeylanica L. — SYN. — Dentelaire.

Desc. — Plante de la famille des Plumbaginées, originaire de l'Inde et de Ceylan.

Prop. thér. — A l'état frais, les tiges sont vésicantes et caustiques. — Après dessiccation, elles activent la digestion, provoquent l'appétit et sont utiles contre la diarrhée, les hémorrhoïdes, la dyspepsie et les maladies de peau. On leur a attribué des propriétés abortives. La teinture est un antipériodique et un sudorifique énergique.

Plumieria alba L. — Syn. — Frangipanier, Bois de lait.

Desc. — Plante de la famille des Apocynacées, qui croît aux Antilles.

Prop. thér. — Altérant, dépuratif, purgatif et antisyphilitique. L'écorce agit efficacement dans la blennorrhagie. — Le suc laiteux est toxique et irritant, à la façon du suc des Euphorbiacées.

Mode d'emploi. — On emploie la décoction aux repas, au lieu de boisson ordinaire, à la dose de 1/2 litre par jour.

Plumieria sucuuba Sprm. — Syn. — Sucuuba.

Desc. — Plante de la famille des Apocynacées, qui croît au Brésil.

Part. empl. — L'écorce.

Comp. — Le Dr Peckolt a isolé un glucoside cristallisé amer, qu'il a appelé *agoniadine* $C^{10}H^{14}O^{12}$.

Prop. thér. — Employé avec succès par le Dr Peckolt contre les fièvres intermittentes.

Mode d'emploi. Doses. — L'agoniadine est employée à la dose de 0gr,12 à 0gr,25 en vingt-quatre heures. L'infusion aqueuse, à la dose de 30 grammes pour 1,000.

Podophyllum peltatum L. — Desc. — Plante de

la famille des Berbéridacées, qui croît dans l'Amérique du Nord.

COMP. — Résine appelée *podophylline*. Résine nommée *podophyllotoxine*. Acide podophyllique. Phylloquercétine.

PROP. THÉR. — Cholagogue et purgatif usité dans la syphilis, le rhumatisme et la scrofule.

Il est un stimulant du foie, il augmente la sécrétion biliaire, chasse les calculs hépatiques. Laxatif et purgatif employé dans la médecine infantile à la dose de 5 centigrammes, qui dans le cas de convulsions est portée à 15 centigrammes.

Poinsettia pulcherrima Grah. — SYN. — Fleur de feu, Poinsettie éclatante, Cataline.

DESC. — Plante de la famille des Euphorbiacées, qui croît dans l'Amérique centrale.

COMP. — Elle contient essence, résine, matière colorante, acide tartrique, acide gallique, gomme, glucose, sucre, fécule (Dr de Artegos, Mexico).

PROP. THÉR. — Suc caustique. Fleurs galactogènes. Plante émeto-cathartique.

On emploie aussi la plante entière en cataplasmes résolutifs ou en fomentations pour guérir l'érysipèle. On utilise le suc dilué en collyre contre les maladies des paupières.

MODE D'EMPLOI. DOSES. — Suc concret. Suc dilué à 1 dixième. Infusion de fleurs à la dose de 8 grammes pour 500 grammes d'eau bouillante.

Polypodium adiantiforme. — SYN. — *Calaguala.*

DESC. — Plante de la famille des Fougères, qui croît dans l'Amérique du Sud.

PROP. THÉR. — Le Dr Amadeo l'a employée avec succès contre les accidents secondaires et tertiaires de la syphilis. La décoction calme les douleurs ostéocopes; le traitement doit être poursuivi pendant un ou deux mois.

Mode d'emploi. Doses. — Décoction ou infusion, à la dose de 30 grammes pour 500 grammes d'eau, à prendre en un jour.

Pongamia glabra Vent. — Desc. — Arbre de la famille des Légumineuses-Dalbergiées, qui croît dans l'Inde, en Chine et en Australie.

Prop. thér. — L'huile est usitée contre la gale, l'herpès et les autres maladies de la peau, le rhumatisme. Gibson prétend qu'il ne connaît aucune plante ayant des propriétés plus marquées dans le traitement de ces maladies. Dymock dit que cette huile présente tous les avantages de l'iodoforme et de la poudre de Goa, sans en avoir les inconvénients, et qu'elle réussit contre la lèpre et le pityriasis.

Psoralea pentaphylla L. — Syn. — Contrayerva du Mexique.

Desc. — Plante de la famille des Légumineuses-Papilionacées, qui croît au Mexique.

Part. empl. — Racine. Graines.

Prop. thér. — La racine est employée comme fébrifuge dans les fièvres malignes et comme alexitère contre la morsure des serpents.

Les graines sont stomachiques, toniques, mais elles sont émétiques à haute dose.

Mode d'emploi. Doses. — Décoction de la racine, à la dose de 30 grammes pour 1,000 grammes d'eau.

Ptychotis Ajowan DC. — Desc. — Plante de la famille des Ombellifères, qui croît dans l'Inde, la Perse et l'Égypte.

COMP. — Contient du thymol et du cymène.

PROP. BACT. — Puissant antiseptique.

PROP. THÉR. — Employée localement, comme embrocation stimulante, dans les rhumatismes ; on en fait usage contre les flatuosités, la diarrhée, la colique, la dyspepsie atonique. Tonique, carminatif, antirhumatismal.

MODE D'EMPLOI. DOSES. — Macération (10 pour 100 gr. d'eau), de 30 à 60. — Huile de graines, de 1 à 3 gouttes sur du sucre.

Pyoktanin. — SYN. — Pyoktanine, Pyoctène et Bactérioktène ; de πῦον, pus ; κτείνειν ou κτενειν, tuer.

DESC. — Couleurs d'aniline préparées par M. E. Merck (violet de méthyle, auramine).

PROP. BACT. — Le professeur Stilling, de Strasbourg, a étudié l'action antibactérienne des couleurs d'aniline. Dans les recherches qu'il a faites avec le Dr Vortmann, il s'est servi du violet de méthyle. Dans une solution au millième, la viande se conserve plus de six jours à la température de 25° sans qu'il se développe de bactéries.

Dans une solution à 1 gramme pour 3,000 grammes d'eau renfermant de l'extrait de viande et du sucre, il ne se forme pas de Penicillium glaucum. Les bactéries du pus sont tuées par le contact d'une solution à 1 gramme pour 64,000 grammes d'eau.

PROP. THÉR. — Ces auteurs ont obtenu les meilleurs résultats de l'application de ce corps à la chirurgie et à l'oculistique pour le traitement des plaies et ulcérations. Il serait, d'après eux, un produit supérieur au sublimé. Ils ont expérimenté un pyoktanin bleu pour les usages chirurgicaux, et un pyoktanin jaune (auramine) pour l'oculistique. Ils ne sont pas toxiques; ils sont inodores et cicatrisants.

M. Bresgen a essayé la pyoktanine dans 18 cas de cautérisations nasales pour influencer favorablement l'inflammation et la suppuration post-opératoires.

La pyoktanine bleue sous forme de tablette fut employée en solution de 2 : 1,000. Immédiatement après la cautérisation on badigeonnait la muqueuse avec de l'ouate imbibée de cette solution.

Le résultat de ce traitement consistait dans une diminution de l'inflammation et des douleurs, et la sécrétion purulente fut diminuée.

Usité contre la blennorrhagie en solution à la dose de 1 p. 100 en injections.

Mode d'emploi. Doses. — Poudre. — Pommade de 1 à 2 p. 100. — Coton et gaze à 1 p. 100.

Inconvénients. — Ils colorent la peau, mais on peut faire disparaître les taches par une solution d'hypochlorite de soude ou par de la teinture de savon.

Québracho. — Syn. — *Aspidosperma quebracho.*

Desc. — Arbre de la famille des Apocynacées, qui croît au Chili.

Comp. — Contient du tannin en grande quantité, un alcaloïde, l'*aspidospermine* $C^{44}H^{28}Az^{2}O^{4}$. Les sels sont solubles dans l'eau. Elle contient deux sucres, la *québrachite* $C^{14}H^{14}O^{12}$ et l'*inosite* lévogyre (Tanret).

L'alcaloïde, soluble dans l'alcool et l'éther, peu soluble dans l'eau, possède le goût, l'action physiologique et presque la composition de la quinine.

Part. emp. — Les racines.

Prop. thér. — Fébrifuge et tonique, au même degré que le quinquina. Usité dans les maladies des voies respiratoires, agit comme antipyrétique dans la dyspnée; son action est bonne dans l'emphysème, la bronchite et la pleurésie. La teinture hâte la cicatrisation des plaies et des brûlures, elle empêche l'inflammation et la formation du pus.

PROP. PHYS. — Tous les alcaloïdes du québracho sont toxiques; ceux qui le sont le plus sont la *québrachine* et l'*hypoquébrachine*, qui agissent sur la motilité et produisent des convulsions et de la paralysie. L'*aspidospermine pure* est la moins toxique.

PROP. THÉR. — MM. Huchard et Eloy ont signalé ses propriétés antithermiques; d'autres ont vanté ses effets dans les affections pulmonaires, contre la dyspnée, quand elle est d'origine fonctionnelle.

Tous les alcaloïdes du québracho provoquent l'hypersécrétion des reins, des glandes intestinales et salivaires; tous sont antithermiques, mais c'est la *québrachine* qui jouit de cette propriété au plus haut degré.

L'*aspidospermine pure*, seule, est antidyspnéique.

MODE D'EMPLOI. DOSES. — Poudre d'écorce, à la dose de 30 à 50 centigrammes par jour; teinture (à 1 p. 5) à la dose de 2 à 4 gr.; extrait fluide à la même dose que la poudre.

Aspidospermine pure, à la dose de 5 à 10 centigrammes par jour; souvent on l'administre par voie hypodermique, et on injecte alors une seringue (1 gramme) d'une solution de chlorhydrate d'aspidospermine contenant 50 centigrammes de ce sel pour 10 grammes d'eau.

MODE D'EMPLOI. DOSES. — Écorce de la racine, en prises ou cachets, 4gr,50 par jour. — Extrait fluide, 4 grammes. — Teinture 1/5, de 2 à 8 grammes.

Quinine (Chlorhydrosulfate de).

Formule : $(C^{20}H^{24}Az^{2}O^{2})2\,HCl,SO^{4}H^{2},3\,H^{2}O$.

SYN. — Sulfochlorhydrate de quinine.

DESCR. — Le *chlorhydrosulfate*, préparé par M. Grimaux à la suite de conceptions théoriques, est bien une espèce chimique et non un mélange. Ce sel est très facilement soluble dans l'eau : *il se dissout dans son poids d'eau à la température ordinaire ;* il est donc dans des conditions très favorables pour être absorbé par les voies digestives, tandis que le sulfate médicinal exige plus de 700 parties d'eau, et ne paraît se dissoudre dans l'estomac qu'à la faveur de l'acide du suc gastrique.

PROP. THÉR. — Ce sel double est appelé à rendre de véritables services dans le traitement des fièvres intermittentes, surtout dans les cas qui exigent une action rapide et sûre, et en général dans les indications qui, par la périodicité du phénomène morbide, ressortissent à l'action de la quinine.

Cette facile solubilité le rend aussi très maniable pour les injections hypodermiques : une solution préparée avec 5 grammes de sel et 6 centimètres cubes d'eau renferme, par centimètre cube, 50 centigrammes de sel.

Enfin, un autre de ses avantages, c'est que, pour le même poids, il renferme la même quantité de quinine que le sulfate médicinal cristallisé, avec 7 molécules d'eau : il contient, en effet, pour 100, 74,2 de quinine, et le sulfate médicinal à 7 H^2O en contient 74,3 ; il doit, conséquemment, être prescrit aux mêmes doses que ce dernier.

Rauwolfia canescens L. — DESC. — Plante de la famille des Apocynacées, qui croît aux Antilles.

PROP. THÉR. — Le suc est très vénéneux et, absorbé, il produit l'inflammation du canal intestinal. Mélangé avec de l'huile de ricin, l'extrait d'écorce est employé avec succès pour guérir les affections parasitaires de la peau. L'infusion d'écorce est utile dans les ulcérations de la syphilis.

Résine de Kaori. — Desc. — Cette résine provient d'une Conifère, le *Dammara australis* Don., originaire de la Nouvelle-Zélande et de la Nouvelle-Calédonie. Elle est employée pour la préparation des vernis et on en distingue deux sortes : l'une, fossile, qui est plus appréciée dans le commerce ; l'autre, que l'on récolte sur l'arbre, qui est soluble dans l'alcool à 90° et l'éther, et à peine soluble dans l'essence de térébenthine.

Comp. — L'étude chimique a été faite par Thomson en Angleterre, Dulk en Allemagne, et H. Bocquillon en France. Ils ont trouvé, par distillation sèche, une essence appelée *dammarol* par Thomson et *dammarylène* par Bocquillon, formule $C^{40}H^{28}O^{3}$ ou $C^{45}H^{36}$. Il reste une résine acide, *acide dammarique*, $C^{40}H^{30}O^{6}$, formant des sels transparents cristallisés, et une résine neutre, le *dammaryle* de Dulk, carbure d'hydrogène ayant pour formule $C^{45}H^{12}$.

Prop. thér. — Préconisée par M. le Dr Forné dans les affections cutanées, où elle peut remplacer le collodion et la traumaticine.

Donnée à l'intérieur, elle aurait aussi une action favorable contre le catarrhe vésical.

La solution alcoolique, sirupeuse, d'odeur agréable, peut remplacer le collodion dans le pansement des plaies, et la teinture de benjoin dans le pansement de la carie dentaire.

La solution de cette résine dans son essence peut être employée pour les préparations histologiques, comme le baume de Canada.

Résorcylalgine. — Prép. — Quand on mélange de l'acide β résorcylique avec de l'analgésine, il se forme un précipité peu soluble dans l'eau et soluble dans l'alcool. Il est fortement acide et forme, avec les bases alcalines, des sels solubles (résorcylalginates).

Le sel d'ammoniaque, par exemple, est très soluble dans l'eau et a une saveur sucrée.

Résorcine. — Formule : $C^6H^6O^2$.

Prép. — On l'obtient en faisant agir la potasse en fusion sur le galbanum, la gomme ammoniaque. On l'obtient en dissolvant la benzine chlorée dans l'acide sulfurique ; on forme le sel de potassium qu'on traite par la potasse, puis par l'acide chlorhydrique.

Prop. thér. — Antiputride, antifermentescible, coagule les liquides albumineux de la fibrine à l'intérieur.

Le Dr Leblond a trouvé que cette substance contribuait puissamment à dissocier les fausses membranes, et il a obtenu la guérison dans des cas où d'autres traitements avaient échoué.

Le Dr Moncorvo (de Rio-Janeiro) se loue beaucoup de l'emploi de cette substance dans la coqueluche. Il reconnaît la nature parasitaire de cette maladie, qui serait due à la présence de micrococci, proliférant, en nombre prodigieux, sur la muqueuse qui tapisse la région sus-glottique du larynx. Dans tous les cas où la résorcine a été appliquée directement, elle a réussi à faire décroître rapidement le nombre des quintes et leur intensité, amenant la guérison dans un délai de 20 jours à 1 mois.

Elle possède des propriétés antivomitives.

Mode d'emploi. Doses. — Badigeonnages avec la solution suivante :

Résorcine chimiquement pure.......	1	gramme.
Eau distillée ou glycérine...........	15	—

Se servir d'un pinceau courbe à longue hampe. Un badigeonnage, toutes les heures, jour et nuit. — A l'intérieur, de 2 jusqu'à 4 grammes.

Rhus aromatica Ait. — Syn. — Sumac odorant.

Desc. — Arbuste de la famille des Térébinthacées, originaire de l'Amérique septentrionale.

Prop. thér. — Aux États-Unis, on en fait usage contre le diabète. Il agit comme excitant de la fibre musculaire de la vessie et de l'utérus. Le Dr Unna le recommande comme spécifique dans l'incontinence d'urine des enfants. On l'emploie aussi contre la ménorrhagie, les hémorrhagies, les sueurs et la diarrhée des phtisiques.

Mode d'emploi. Doses. — Extrait mou, de 15 à 60 centigrammes, matin et soir. — Extrait fluide, 3 grammes. — Poudre de plante, 2gr,50, par jour.

Rubus Chamæmorus L. — Syn. — Framboise jaune.

Desc. — Plante de la famille des Rosacées, qui croît en Russie et au Canada.

Comp. — Le professeur S. Popoff en a retiré un acide sous forme d'une poudre incolore, peu soluble dans l'eau, bien soluble dans l'alcool qui donne, avec les bases, des sels cristallisés, très solubles dans l'eau. Cet acide est le principe actif de la plante.

Pour obtenir cet acide à l'état de pureté, Popoff conseille de traiter les baies desséchées avec de l'alcool chaud, légèrement acidulé par l'acide chlorhydrique. On filtre ensuite et on laisse passer l'alcool à travers du charbon animal. On ajoute de l'eau distillée à l'alcool refroidi, et l'acide se dépose sous forme de petits flocons. Popoff n'a pas trouvé d'alcaloïde dans cette plante.

Prop. phys. — Il agit sur le rein même, sans modifier les battements du cœur ni la pression sanguine.

Prop. thér. — Dans le nord de la Russie, le peuple s'en sert comme d'un excellent diurétique et sudorifique.

Le Dr Frinkowski a le premier signalé ses effets

diurétiques. Le professeur S. Popoff a, de son côté, vanté les effets diurétiques des décoctions et des extraits préparés avec la plante fraîche.

Mode d'emploi. — On prépare des infusions avec les baies, les fleurs et même avec les feuilles.

Rumex crispus L. — Desc. — Plante de la famille des Polygonacées, qui croît dans l'Amérique du Nord.

Comp. — Le principe actif est la *rumicine*.

Prop. thér. — Dépuratif, altérant et tonique, très vanté dans le traitement de l'obésité.

Mode d'emploi.- Doses. — Teinture 1/10, de 5 à 20 gouttes. — Rumicine, de 1 à 2 centigrammes.

Sabattia angularis Pursh. — Syn. — *Chironia angularis* Mich.

Desc. — Plante de la famille des Gentianacées, qui croît aux États-Unis.

Comp. — Contient de l'érythrocentaurine (Huntker).

Prop. thér. — Tonique très amer, non astringent, d'un emploi populaire contre les fièvres intermittentes et rémittentes. Elle excite l'appétit et favorise la digestion.

Mode d'emploi. Doses. — Plante pulvérisée, de 2 à 4 grammes. — Infusion 30 grammes pour 100 grammes d'eau, à la dose de 30 à 60 grammes.

Saccharine. — Syn. — Acide anhydro-sulfamido-benzoïque. La saccharine a été découverte en 1879 par M. Fahlberg, chimiste à New-York.

Desc. — Peu soluble dans l'eau, elle a une réaction acide, décompose les carbonates, n'agit pas sur la lumière polarisée, se transforme facilement en acide saliyclique et n'a pas le caractère essentiel du sucre, de produire de l'alcool par la fermentation.

Prép. — On prend du toluène que l'on transforme à l'aide de l'acide sulfurique à 66° en acide sulfoconjugué. On sature avec de la chaux, de façon à obtenir des sulfotoluates de chaux. On transforme en sel alcalin par addition de carbonate de soude. On sépare par la filtration le sel de soude formé, on le fait dessécher. On traite ce sel par du pentachlorure de phosphore sec. On obtient alors deux sulfochlorures de toluène, l'un soluble, l'autre liquide. Ce dernier seul doit donner de la saccharine.

Le chlorure liquide formé est parfaitement lavé, refroidi dans la glace, essoré et transformé en sulfamide de toluène à l'aide du carbonate d'ammoniaque et de la chaleur. L'acide carbonique se dégage et il reste du chlorure de sodium et du sulfamide de toluol. Le résidu, additionné d'eau, est amené à l'état de bouillie épaisse et passé au filtre-presse ; le chlorure de sodium est éliminé par des lavages et il ne reste que de l'amide, qui est à peu près insoluble et que l'on sèche par des appareils à force centrifuge. Il reste à transformer par oxydation l'amide en sel de saccharine et ce dernier en saccharine pure. La première opération se fait par l'action combinée d'un permanganate alcalin et du peroxyde de plomb. On obtient comme produit le sel de saccharine correspondant au permanganate, un alcali libre ou à l'état de carbonate et un peroxyde de manganèse hydraté à un état de division extrême. Il ne reste plus qu'à précipiter la saccharine de sa combinaison saline, ce que l'on obtient au moyen de l'acide chlorhydrique ou de l'acide sulfurique, et à faire cristalliser dans l'eau la saccharine que l'on obtient ainsi parfaitement pure.

Prop. phys. — D'après MM. Adeno et Masso, la saccharine est inoffensive, elle passe dans les urines sans modification, elle ne passe ni dans le lait, ni dans la salive; introduite sous la peau, elle est absorbée. Salkowski est arrivé aux mêmes résultats, mais le Dr Worms a prouvé que la saccharine ne convient pas à tous les estomacs. Les accidents qu'on lui attribue pourraient tenir soit à son impureté, soit à une action antifermentescible qui suspend le pouvoir digestif des sucs gastrique et pancréatique; enfin, à la perméabilité ou à la non-perméabilité des reins. En cela, la saccharine ressemblerait à l'acide salicylique. Ces deux substances, très voisines l'une de l'autre, paraissent offrir des dangers quand elles sont ingérées par les malades dont les reins ne sont pas en bon état.

Les gouvernements français et espagnol ont interdit l'addition de la saccharine dans les aliments, tandis que la Suisse, l'Angleterre et l'Autriche n'y voient aucun inconvénient.

PROP. THÉR. — Ses propriétés sucrantes et son inactivité sur le foie l'indiquent pour sucrer les mets ou les tisanes des diabétiques. On l'utilise aussi dans l'obésité, pour combattre l'embonpoint et faire maigrir.

PROP. BACT. — Ses propriétés antiseptiques la font utiliser dans l'antisepsie stomacale et intestinale, et dans le lavage de la vessie. M. le Dr Constantin Paul a déterminé son pouvoir antiseptique et a démontré qu'elle empêchait le développement du microbe de la fièvre purulente, de l'érysipèle et de la blennorrhagie.

MODE D'EMPLOI. — En tablettes, paquets de 5 centigrammes. — En injections, contre la gonorrhée et la cystite.

DOSE. — De 5 centigrammes pour sucrer une tasse de tisane; se prescrit avec son poids de bicarbonate de soude.

Salicylacétol. — PRÉP. — Le salicylacétol est

obtenu par l'action de la monochloracétone sur le salicylate de soude.

DESC. — Le salicylacétol cristallise dans l'alcool en longues aiguilles fusibles à 71°, insolubles dans l'eau froide, très difficilement solubles dans l'eau bouillante, facilement solubles dans l'alcool chaud, dans l'éther, le sulfure de carbone, le chloroforme, le benzol. Il se dissout au contraire très difficilement dans l'alcool froid, la ligroïne.

PROP. PHYS. — Dans cette combinaison, l'acide salicylique est combiné à un corps non toxique.

Ce produit possède, au point de vue de l'antisepsie intestinale, toutes les propriétés du salol sans sans en avoir les inconvénients, représentés surtout par la toxicité du phénol qui entre dans la composition de cette dernière substance.

Le salacétol, composé de 75 p. 100 d'acide salicylique et de 25 p. 100 d'acétol, ne peut en aucune façon devenir toxique, l'acétol s'éliminant rapidement sous forme d'acétone.

PROP. THÉR. — Dissous dans l'huile de ricin (2 à 3 grammes pour 30), le salacétol est un médicament de choix contre toutes les infections intestinales : diarrhées estivales, affections cholériformes, choléra nostras. A la dose indiquée, il coupe dès le deuxième ou troisième jour les diarrhées infectieuses. M. Bourget a complètement abandonné l'usage du laudanum et préfère la salacétol qui lui a également fourni de bons résultats pour la désinfection des voies urinaires, ainsi que dans le cas de rhumatisme subaigu ou goutteux. L'huile de ricin en augmente l'efficacité, en provoquant une sécrétion abondante de sucs alcalins, qui favorisent la dissociation du salacétol en ses deux principes constituants.

Salicylamide. — Formule $C^{14}H^7AzO^4$.

Desc. — Point de fusion à 140°. Réaction acide, soluble dans les carbonates alcalins; il cristallise de ces solutions tel quel dès qu'on les concentre : aussi les sels de salicylamide ne peuvent être préparés que par l'union directe de cette substance avec les bases libres correspondantes (chaux et magnésie). Les sels sont facilement solubles dans l'eau.

Prép. — Le salicylamide est obtenu de l'essence de wintergreen traitée par la solution aqueuse concentrée d'ammoniaque.

Prop. phys. — L'urine des personnes traitées par le salicylamide donne la réaction de l'acide salicylique dès qu'on la traite par le perchlorure de fer, ce qui différencie nettement le salicylamide des amides, des acides de la série grasse, tel que l'acétamide, par exemple, qui sont éliminés par l'urine sans décomposition. Il est à remarquer que l'urine des sujets auxquels on administre le salicylamide peut être conservée des mois entiers sans se putréfier.

Prop. thér. — Nesbitt recommande le salicylamide et ses sels comme succédanés de l'acide salicylique et des salicylates dans le rhumatisme et dans les affections où ces sels sont indiqués : en effet, le salicylamide est mieux soluble, n'a pas de saveur et agit plus sûrement et à doses moindres que les salicylates.

Mode d'emploi. Doses. — La dose à employer ne doit pas dépasser un gramme dans les vingt-quatre heures, fractionnée par doses de 15 centigrammes d'heure en heure ou de 25 centigrammes toutes les trois heures.

Salinaphtol. — Syn. — Salicylate de naphtol. Formule $C^{20}H^8(C^{14}H^6O^6)$.

Desc. — Corps solide, blanc, insoluble dans l'eau, ne possédant ni odeur, ni saveur.

PRÉP. — On combine l'acide salicylique et le naphtol β, de la même manière que le salol (voir ce mot).

PROP. PHYS. — Se dédouble dans l'intestin seulement en ses composants sous l'influence du suc intestinal; se retrouve dans l'urine sous forme d'acide salicylurique.

PROP. THÉR. — Étudié par Kobert et Lépine qui lui ont reconnu des propriétés antipyrétiques, antirhumatismales et antiseptiques. Proposé pour remplacer le salol et mieux supporté dans le rhumatisme articulaire aigu. Il ne fatigue pas l'estomac et n'occasionne ni céphalalgie, ni bourdonnements d'oreilles.

MODE D'EMPLOI. DOSES. — En cachets, à la dose de 30 à 50 centigrammes, quatre fois par jour.

Salipyrine. — Formule $C^{22}H^{12}Az^{2}O^{2}.C^{14}H^{6}O^{6}$.

DESC. — Elle cristallise de ses solutions alcooliques en lames hexagonales qui fondent à 91°,5. Elle est soluble dans l'alcool et le benzol, peu soluble dans l'éther et à peine soluble dans l'eau. L'eau bouillante en dissout 4,4 p. 100 et l'eau froide 0,4 seulement. Chauffée avec l'acide sulfurique dilué, elle donne de l'acide salicylique et, avec la soude, de l'antipyrine.

PRÉP. — Préparée pour la première fois par Lüttke, qui l'obtient en chauffant au bain-marie poids moléculaires égaux d'acide salicylique et d'antipyrine et ajoutant ou non un peu d'eau. Les deux composants fondent et donnent ainsi naissance à une huile qui cristallise par refroidissement. On purifie par cristallisation dans l'alcool.

On la prépare aussi en agitant une solution aqueuse d'antipyrine avec une solution éthérée d'acide salicylique; la salipyrine se sépare lentement en beaux cristaux.

On obtient encore de très beaux cristaux en mélangeant une solution pas trop concentrée d'antipyrine dans le chloroforme avec une solution éthérée d'acide salicylique.

Prop. thér. — Préconisé par le professeur Spica comme antipyrétique et agissant avec succès contre le rhumatisme articulaire aigu.

Le Dr von Monsengeil avait remarqué que dans de nombreux cas d'influenza les malades ne présentaient aucune élévation de température et que lorsque à ces malades on ordonnait l'antipyrine il se produisait de l'abattement et de la dépression. M. von Monsengeil trouva que dans les cas d'influenza sans fièvre, le vrai spécifique est la salipyrine. Il l'essaya sur beaucoup de malades et toujours avec succès, et sans avoir aucun des inconvénients que produisaient l'antipyrine ou la quinine. De même il a employé la salipyrine dans tous les cas de catarrhes de nature infectieuse, comme catarrhes de la muqueuse nasale ou les soi-disant refroidissements. Dans tous ces états maladifs la salipyrine lui a paru le spécifique par excellence.

D'après le Dr Guttmann la salipyrine trouve son emploi dans le rhumatisme chronique et les névralgies. Certains malades en ont absorbé plus de 100 grammes en plusieurs jours sans en éprouver d'inconvénients. Cependant, dans un cas, la salipyrine a déterminé l'apparition d'un exanthème analogue à ceux que provoque l'antipyrine.

Mode d'emploi. Doses. — Cachets, à la dose de 50 centigrammes à 2 grammes par jour.

Salix nigra Michx. — Desc. — Arbuste de la famille des Amentacées-Salicacées, qui croît dans l'Amérique du Nord.

Prop. thér. — La tige est tonique, fébrifuge, amère

et carminative. L'écorce est un puissant sédatif des nerfs et des organes génitaux des deux sexes. Elle a amené les résultats les plus favorables dans l'hystérie, l'hypéresthésie, les contractures, les névralgies faciale et uréthrale, les pertes séminales, la nymphomanie, la leucorrhée et la prostatorrhée.

Les racines sont purgatives et fébrifuges.

Cette plante peut remplacer le bromure de potassium avec avantage dans toutes ses indications.

Mode d'emploi. Doses. — Extrait fluide, 3 à 5 grammes par jour. — Extrait mou, de 30 à 60 centigrammes par jour.

Salol. — Syn. — Salicylate de phénol. Formule $= C^{12}H^{4}(C^{14}H^{6}O^{6})$.

Desc. — Doit être incolore et insipide. Corps de réaction neutre, soluble dans l'alcool et insoluble dans l'eau.

Prép. — On chauffe à haute température poids moléculaires égaux de salicylate de soude et de phénate de soude, avec un perchlorure de phosphore. La réaction se traduit par la formation de salol et de produits secondaires, notamment du chlorure de sodium et de l'anhydride phosphorique. On traite le produit de l'opération par de l'eau, qui, s'emparant du chlorure de sodium et de l'anhydride phosphorique, permet d'isoler le salol que l'on purifie par des cristallisations répétées dans de l'alcool.

Prop. phys. — Le suc pancréatique opère dans l'économie le dédoublement des deux compléments que l'on retrouve dans l'urine.

Prop. thér. — Antiseptique et antipyrétique, préconisé par N. Nencky et Salhi. Il contient 38 p. 100 de phénol, il ne fatigue pas l'estomac. Il est usité contre les affections putrides de l'intestin; il est succédané du salicylate de soude contre les rhumatismes.

M. Cl. Ferreir l'a employé dans deux cas de fièvre

jaune, en administrant, au début, l'ipéca, le calomel, le sulfate de quinine, à la dose de 80 centigrammes. Le salol fut donné par cachets de 30 centigrammes chacun, administrés de deux en deux heures, de façon à faire prendre 2gr,50 dans les vingt-quatre heures. Sous l'influence de ce traitement, la guérison fut obtenue, bien que les vomissements noirs se fussent déjà montrés.

Le salol a été employé dans l'antisepsie des voies urinaires contre la blennorrhagie et la cystite par MM. Deyfous et Albaran, le premier a remarqué des succès et le second au contraire des insuccès.

Mode d'emploi. Doses. — De 5 à 6 grammes par jour. — A l'intérieur, en cachets de 20 centigrammes, de 2 à 5 par jour.

Salocolle. — Syn. — Salicylate de phénocolle.

Desc. — Ce composé jouit des mêmes propriétés que le chlorhydrate de phénocolle sans que son emploi soit suivi des phénomènes secondaires déterminés par ce dernier. Le salocolle possède une saveur sucrée; étant peu soluble dans l'eau sa résorption dans l'organisme est plus difficile.

Prop. phys. — C'est un antipyrétique à action douce et certaine, un antinévralgique, un antirhumatismal.

Mode d'emploi. Doses. — On l'administre en poudre à la dose de 1 à 2 grammes. On le considère également comme un spécifique de l'influenza.

Salophène $C^{15}H^{13}AzO^{5}$. — Syn. — Éther salicylique du paraamidophénol acétylique.

Desc. — Cristaux lamellaires, blancs, inodores et insipides, insolubles dans l'eau, solubles dans l'alcool, l'éther. Il renferme 51 p. 100 d'acide salicylique.

Prép. — 1° On dissout dans l'alcool bouillant le paraamidophénol acétylique ou paraacétophénétidine, puis on ajoute l'éther salicylique, par refroidissement et par évaporation de l'alcool on obtient le salophène.

2° On le prépare encore en faisant réagir l'oxychlorure de phosphore sur un mélange à parties égales d'acide salicylique et de paranitro-phénol, réduisant l'éther formé pour transformer le groupement AzO^2 en AzH^2, et acétylénant finalement le paraamidosalol.

Prop. phys. — Il se dédouble en ses composants dans un milieu alcalin et non dans un milieu acide. C'est ainsi qu'il passe par l'estomac et se dédouble au niveau de l'intestin. Il se dédouble même en présence de la plupart des tissus organiques. Le salophène non dédoublé passe avec les matières fécales sans être absorbé.

Sa toxicité est notablement moindre que celle du salol.

Prop. thér. — Le Dr Guttman l'a employé avec succès dans le rhumatisme articulaire aigu, moins dans la fièvre typhoïde, la tuberculose, comme antipyrétique; moins aussi dans le rhumatisme articulaire chronique, la cystite, les névralgies.

Le Dr Caminer eut l'idée de s'en servir dans 10 cas de céphalée habituelle, rebelles à tous les antinévralgiques usités. Il prescrivit le salophène en cachets de 1 gramme chacun, à prendre 1 cachet toutes les 2 heures jusqu'à effet produit. Les résultats furent bons : les douleurs s'amendèrent petit à petit et cessèrent ordinairement après le troisième cachet, parfois même déjà après le deuxième cachet. — Même succès dans 2 cas de névralgie faciale (nerf sus-orbitaire); échec dans 1 cas de sciatique (22 grammes de salophène sans résultat aucun). — Dans quelques cas de migraine, l'auteur parvint à faire disparaître, par 2 ou 3 cachets de 1 gramme, toutes les deux heures, les prodromes de l'attaque; l'accès avait-il déjà éclaté, sa durée fut abrégée : au lieu d'une journée entière, il ne persista que pendant plusieurs heures. Il est à remarquer que les intervalles entre les accès ne devinrent pas plus rapprochés par suite du traitement par le salophène.

Mode d'emploi. Doses. — En paquets ou cachets, à la dose de 6 à 8 grammes par jour.

Sarcostemma viminale Br. — Desc. — Plante de la famille des Asclépiadacées, qui croît dans l'Amérique du Sud.

Prop. thér. — La sève de cette plante a la propriété de combattre l'irritation des yeux. Elle déterminerait une inflammation substitutive et curative, antagoniste de celle occasionnée par d'autres plantes.

Sarracenia purpurea L. — Syn. — Herbe vivace de Terre-Neuve.

Desc. — Plante de la famille des Nymphæacées, qui croît dans les marais de l'Amérique du Nord, de Terre-Neuve, de Saint-Pierre et Miquelon.

Prop. thér. — Les Indiens la considèrent comme un spécifique certain contre la variole et lui attribuent le pouvoir d'empêcher les cicatrices de cette maladie.

Diaphorétique et diurétique, employée contre la petite vérole. Elle est surtout usitée contre la goutte et la dyspepsie; elle stimule l'estomac et le cœur.

Mode d'emploi. Doses. — Poudre de rhizome, de 2 à 3 grammes par jour. — Extrait fluide, de 20 à 30 gouttes. — Infusion faite avec la poudre, à la dose de 1 à 2 cuillerées à café; on doit avaler le marc.

Schinus Molle L. — Desc. — Plante de la famille des Térébinthacées-Anacardiées, qui croît au Chili, au Pérou et en Algérie.

Les fruits produisent une huile qui a l'apparence de la térébenthine de Venise.

Prop. thér. — La résine, que l'on appelle *mastic américain*, jouit de propriétés purgatives. Le fruit séché en poudre a les mêmes usages que le cubèbe.

Scopolamine. — Prép. — Cet alcaloïde, extrait de la racine de la *Scopolia atropoïdes*, appartient, ainsi que l'atropine, l'hyosciamine, etc., au groupe chimique des tropéines.

Sel usité : le chlorhydrate de scopolamine.

Prop. phys. — D'après les expériences de M. le professeur Kobert, la scopolamine, tout en étant un mydriatique, produirait certains effets physiologiques contraires à ceux de l'atropine. C'est ainsi qu'elle exercerait sur l'écorce cérébrale une action non pas excitante, mais paralysante, et qu'elle ralentirait le pouls au lieu de l'accélérer, comme le fait l'atropine.

(E. Merck.)

Prop. thér. — Ainsi que l'ont montré les essais cliniques de M. le professeur Rahlmann, le chlorhydrate de scopolamine serait, en tant que médicament mydriatique, analgésique et antiphlogistique, supérieur à l'hyosciamine et à l'atropine. Il ne produirait jamais cette sécheresse de la gorge et cette excitation générale avec rougeur de la face et accélération du pouls qu'on observe parfois sous l'influence de l'atropine. D'autre part, n'exerçant sur la pression intraoculaire aucune action appréciable, il pourrait, contrairement à l'atropine, être employé dans les états glaucomateux.

Mode d'emploi. Doses. — On se sert pour les instillations oculaires d'une solution de chlorhydrate de scopolamine à 1 ou 2 p. 100 qui, comme intensité d'action, serait l'équivalent d'une solution d'atropine 0,5 ou à 1 p. 100. (E. Merck).

Scopolia japonica Max. — Syn. — *Scopolia lucida* Forst., Belladone du Japon.

Desc. — Plante de la famille des Solanacées, qui croît au Népaul et au Japon.

Comp. — Le professeur Eykmann dit avoir extrait de le racine un alcaloïde qu'il a nommé *scopoléine* et un second appelé *rotoïne*.

Prop. thér. — Employé aux mêmes usages que la belladone, usité au Japon contre les ulcères de la cornée, l'iritis, la kératite.

Scutellaria lateriflora L. — Desc. — Plante de la famille des Labiées, qui est originaire des États-Unis.

Prop. thér. — En précipitant la teinture alcoolique par l'eau alunée, on obtient une résine, le *scutellarin*, qui est tonique du système nerveux; on l'a préconisé, mais sans succès, contre la rage.

Dose. — De 12 à 25 centigrammes.

Sérum artificiel. — Syn. — Transfusions hypodermiques de sérum artificiel.

1° *Méthode Chéron.*

M. le Dr Chéron a employé ces transfusions chez les neurasthéniques. Le sérum artificiel de M. Chéron a la formule suivante :

Acide phénique neigeux	1	gramme.
Chlorure de sodium	2	—
Sulfate de soude..................	8	—
Phosphate de soude................	4	—
Eau distillée	100	—

On injecte, tous les 2 ou 3 jours, dans les cas moyens, tous les jours, dans les cas graves, 5 à 10 grammes de cette solution, dans la région rétrotrochantérienne. L'injection n'est pas douloureuse et, par conséquent, est facilement acceptée par les malades.

2° *Méthode Crocq :*

Phosphate de soude neutre........	2	grammes.
Eau distillée....................	100	—

Injecter un gramme par la méthode sous-cutanée.

(Dr Crocq.)

Prop. thér. — Selon Crocq, Luys et Lutaud, qui ont expérimenté largement cette formule, le phosphate de soude neutre est supérieur aux liquides organiques. Une seule injection suffit pour réveiller immédiatement la vitalité; les forces musculaires reviennent immédiatement, l'appétit renaît, l'esprit s'éveille. Ces bons effets persistent plusieurs jours et il faut renouveler l'injection plus ou moins souvent selon la dépense de l'individu.

Chez les femmes neurasthéniques et névropathes, Lutaud a obtenu d'excellents résultats.

3° *Méthode du Prof. Hayem.* — Le liquide injecté, formule du Prof. Hayem, est formé de :

Eau distillée stérilisée............	1000	grammes.
Chlorure de sodium pur..........	5	—
Sulfate de soude...................	10	—

La dose du liquide, maintenu à la température de 38°, a été de 2 litres pour les adultes, et proportionnellement moindre pour les adolescents et les enfants.

Prop. thér. — Cent cinquante malades atteints du choléra pernicieux ont été traités, par la transfusion intraveineuse de sérum artificiel stérilisé, suivant la méthode de Hayem, en employant le transfuseur de Colin au lieu de la poire en caoutchouc, et en pratiquant toujours les injections dans la veine saphène interne immédiatement au-dessus de la malléole.

Cette transfusion n'est qu'un des actes d'une thérapeutique variée, dont l'acide lactique a été la base. Elle n'est faite que pour restituer à la masse sanguine le sérum dont elle vient d'être dépouillée; mais elle ne détruit pas les produits toxiques, ne tue pas les microbes. Elle permet de gagner du temps et favorise l'action des remèdes.

Sickingia rubra Schum. — Syn. — Arariba, Casca de arariba.

Desc. — Plante de la famille des Rubiacées, qui croît au Brésil.

Var. — Arariba rouge. — Arariba blanc.

Part. empl. — L'écorce.

Comp. — D'après Reith et Wohler, l'écorce d'arariba contient un alcaloïde, l'*araribine* $C^{23}H^{2}Az^{4}$. Elle contient une grande quantité de tannin et une matière colorante rouge.

Prop. thér. — L'écorce d'arariba est employée en décoction contre les fièvres intermittentes.

Mode d'emploi. Doses. — Décoction de 30 grammes d'écorce pour 1000 grammes d'eau, à prendre dans les 24 heures.

Siegesbeckia orientalis L. — Syn. — Herbe divine.

Desc. — Plante de la famille des Composées, qui croît en Perse, au Japon et à l'île Maurice.

Comp. — Contient un principe amer, la *darutyne* (Auffray).

Prop. thér. — Altérant, dépuratif énergique, d'une grande efficacité dans le traitement des dartres et des ulcères; employé à l'intérieur comme antisyphilitique et contre les affections des organes génito-urinaires; à l'extérieur, contre l'herpès circiné et la teigne faveuse; de plus sudorifique.

Mode d'emploi. Doses. — Extrait aqueux, 60 centigrammes dans un sirop. — Teinture à 1/8, de 4 à 8 grammes.

Simaba Cedron Pl. — Desc. — Arbre de la famille des Rutacées, qui croît au Vénézuéla, à la Nouvelle-Grenade et au Brésil.

Comp. — Contient un alcaloïde, la *cédrine* (Lévy).

Prop. thér. — Tonique, antispasmodique, antipériodique et fébrifuge, employé dans la malaria et les dyspepsies. Employé comme alexipharmaque contre la morsure des serpents. M. le Dr Saffray à la Nouvelle-Grenade et le Dr Bousseau en France ont obtenu des cures dans des cas désespérés.

Le cédron est en outre stomachique, antispasmodique, antipériodique et fébrifuge, employé dans la malaria et les dyspepsies.

Du Coignard loue son action fébrifuge qu'il a observée, étant à la Nouvelle-Grenade, mais son action n'est pas aussi certaine que celle de la quinine. Il constate aussi que c'est un excellent remède contre les désordres de l'estomac.

Le cédron a été préconisé contre la rage.

W. Hooker dit que c'est une plante précieuse comme tonique amer.

D'après le Dr Guier, de Costa-Rica, le cédron lui aurait rendu de signalés services contre le choléra, les coliques et les névralgies faciales.

Le Dr Thomson l'a administré avec succès contre la goutte.

Le Dr Purple, de New-York, a constaté ses bons effets dans les fièvres intermittentes.

Rayer affirme son efficacité dans les fièvres intermittentes à la dose de 50 centigrammes à 1 gramme par jour. A dose plus élevée, il occasionne des nausées et de la diarrhée.

Mode d'emploi. Doses. — Comme alexitère, une noix pulvérisée dans 50 grammes de vin blanc, à prendre en une seule fois, avec le marc. — Usage externe, lavage de la plaie avec une macération d'une noix pulvérisée dans 10 grammes d'alcool. — Extrait fluide, de 25 centigrammes à 1 gramme. Toutes les quatre heures, comme fébrifuge. — Poudre de graine, de 20 centigrammes à 1gr,50.

Simulo. — Desc. — Plante de la famille des Capparidacées, attribuée suivant Hale White au *Capparis coriacea* et suivant d'autres au *Capparis oleoides*. Elle croît au Pérou et en Bolivie. Le fruit est une baie, ressemblant à une groseille.

Prop. thér. — Cette plante possède des propriétés antiscorbutiques et stimulantes. Elle est surtout antispasmodique et antinerveuse ; elle possède une vertu hypnotique. Dans l'épilepsie, M. Hale White en a obtenu de bons effets, sans guérison. M. le Dr Larrea et M. le Dr V. Poulet ont obtenu des succès dans l'épilepsie et surtout dans l'hystérie fruste.

Elle remplace avec avantage les bromures, dans les cas où ils sont nuisibles ou contre-indiqués.

Le Dr Poulet en a obtenu de bons effets dans l'ovaro-salpingite qui se manifeste assez fréquemment chez les hystériques, après les époques menstruelles. Il recommande d'en faire usage aussitôt que possible et de l'administrer à la dose de 3 à 4 grammes de teinture par jour.

Ce médicament calme rapidement la douleur intolérable de la partie tuméfiée et la résolution s'opère en quelques jours. Ces conclusions sont tirées de trois observations favorables.

Mode d'emploi. Doses. — Teinture à 1/8, de 2 à 8 grammes. — Extrait fluide, de 9 à 14 grammes, trois fois par jour. — Pilules de simulo.

Fruits de simulo....................	10 grammes.
Excipient..........................	q. s.

Faites 50 pilules de 20 centigrammes, 6 par jour.

Soja hispida Mœnch. — Desc. — Plante de la famille des Légumineuses, originaire du Japon et acclimatée en Autriche. Utilisée comme aliment.

Prop. thér. — Préconisée par M. Lecerf pour l'alimentation des diabétiques, cette graine ne contenant pas d'amidon.

Mode d'emploi. — M. Lecerf a préparé des pains, gâteaux et biscuits pour l'usage des diabétiques.

Solutol. — Desc. — Le solutol est composé de crésylol, rendu soluble par addition de crésylate de soude.

Comp. — Il renferme pour 100cc, 60gr,4 de crésylol, dont le quart seulement est à l'état libre; le reste est à l'état de crésylate de soude.

On connaît deux sortes de solutol : un solutol *brut* qui renferme de faibles proportions de pyridine et des hydrocarbures, et un solutol dit *pur* qui en est débarrassé.

Prop. bact. — Ce produit serait un microbicide précieux pour les grosses désinfections. D'après le Dr Hammer, une solution de solutol à 0gr,5 p. 100 aurait stérilisé en cinq minutes tous les bouillons de culture sur lesquels il a expérimenté.

S'il en est ainsi, le solutol est tout indiqué pour la désinfection des crachats, des excréments, etc., ainsi que pour empêcher la putréfaction des cadavres.

Pour désinfecter les étuves, les voitures de transport du bétail, le fumier provenant d'animaux malades, on conseille d'arroser et de badigeonner avec une solution de solutol à 10-20 p. 100, ou de laver avec une solution à 5 p. 100.

Le solutol ne peut être employé en chirurgie à cause de son alcalinité.

Solvéol. — Desc. — Le solvéol est une solution neutre et concentrée de crésol, obtenue grâce au crésolinate de soude : miscible en toutes proportions à l'eau, il donne des solutions neutres, limpides même dans des eaux calcaires.

Comp. — Le solvéol renferme pour 100 centimètres cubes, 27 grammes de crésol, de telle sorte qu'une solution de 37 centimètres cubes de solvéol dans 2 litres d'eau fournit une solution à 0,5 p. 100 de crésol.

Prop. bact. — Le solvéol est supérieur à l'acide phénique en ce qu'il agit en solution à 5 p. 100, qu'il n'a pas d'odeur, qu'il est meilleur marché et moins caustique.

Il a l'avantage de ne pas rendre glissants les instruments ni les mains de l'opérateur, et de renfermer toujours une proportion constante de crésylol actif ; il est d'une innocuité relative, avec un pouvoir antiseptique supérieur à celui des autres produits aromatiques similaires et persistant en présence de matières albuminoïdes.

Prop. thér. — Comme antiseptique, on emploie une solution aqueuse de solvéol à 5 p. 100 ; c'est à ce titre que le solvéol serait employé par l'antisepsie médicale, chirurgicale et obstétricale.

Une solution quatre fois plus forte, soit 37 centimètres cubes de solvéol dans 480 d'eau, c'est-à-dire 20 p. 100, servirait en pulvérisations pour la désinfection des locaux (Reich, Hammer, Hueppe).

Soymida febrifuga Juss. — Syn. — *Swietenia febrifuga* Roxb.

Descr. — Arbre de la famille des Méliacées, qui croît dans l'Inde.

Comp. — Contient une résine amère, du tannin et de l'amidon.

Prop. thér. — Astringent tonique et antipériodique dans les fièvres intermittentes, la débilité, la diarrhée, la dysenterie, la gangrène et la fièvre typhoïde, les maladies infectieuses et la cachexie.

Mode d'emploi. Doses. — Poudre d'écorce, 3 grammes, deux fois par jour. — Décoction de 80 grammes d'écorce par 500 grammes d'eau, en gargarismes, injections, lavages.

Sozal. — Syn. — *Paraphénol-sulfonate d'alumine.* — $(C^6H^5O.SO^3)^6Al^2$.

Prép. — On peut le préparer soit en dissolvant de l'alumine hydratée dans l'acide paraphénolsulfonique, soit en opérant par double décomposition à l'aide du sel de baryte et du sulfate d'alumine.

Desc. — Le sozal est livré dans le commerce sous la forme de grains cristallins à saveur fortement astringente et à odeur très faible de phénol. Ce corps se dissout facilement dans l'eau, la glycérine et l'alcool, et ses solutions dans ces divers liquides sont très stables.

Réaction. — La solution aqueuse de sozal est légèrement troublée par le chlorure de baryum; elle donne avec le perchlorure de fer une coloration violette et avec l'ammoniaque un précipité d'alumine; elle décolore l'eau bromée en donnant du bromure d'aluminium.

Chauffé dans un creuset de platine, le sozal se boursoufle d'abord; il se charbonne ensuite partiellement et laisse en dernier lieu de l'albumine difficilement soluble dans les acides.

Prop. phys. — Le sozal a été étudié surtout par le Dr Lüscher qui a examiné ses propriétés au double point de vue de la bactériologie et de la clinique. De ces recherches, il ressort que ce composé, tout en étant un microbicide médiocre, est un bon antisuppuratif.

Prop. thér. — Le professeur Girard a observé que, s'il est faible au point de vue antiseptique, il rend d'excellents services comme astringent, comme antisuppuratif dans les ulcères et des plaies. Il a été essayé principalement contre les suppurations, les abcès tuberculeux et la cystite. Dans ce dernier cas, il a été administré à la fois à l'intérieur et en injections à 1 p. 100.

Sozoiodol. — Syn. — Acide diiodoparaphénylsulfurique.

Desc. — Il a une composition chimique qui lui permet de s'allier avec presque tous les métaux. Les composés de sodium, d'aluminium, de magnésium, de plomb et de zinc se dissolvent aisément dans l'eau et dans la glycérine, tandis que les sels de potassium, d'ammonium, de baryum, de mercure et d'argent sont difficilement solubles.

Prép. — On l'obtient en traitant la benzine biiodée par l'acide sulfurique fumant, saturant par du carbonate de plomb, filtrant, et décomposant le sel de plomb par l'hydrogène sulfuré et évaporant la solution aqueuse, d'où il cristallise. Il contient 42 p. 100 d'iode.

Prop. thér. — C'est un puissant antiseptique, succédané inodore de l'iodoforme. Il surpasse l'iodoforme par son action rapide dans les ulcérations tuberculeuses et scrofuleuses, dans les affections des organes de la génération, telles que la gonorrhée et la syphilis. Les sels de sozoiodol ont aussi donné d'excellents résultats dans les maladies invétérées de la peau, le catarrhe chronique du nez, l'ozène, la laryngite. Comme antiseptiques, en chirurgie, ils sont très utiles, accélérant la guérison sans produire d'accidents, qu'on les emploie purs ou mélangés avec l'amidon, la vaseline ou l'axonge.

Spartéine. — DESC. — Alcaloïde du genêt, *Spartium scoparium* L. Liquide huileux, amer, insoluble dans l'eau, qui forme avec l'acide sulfurique un sel cristallisable, soluble dans l'eau.

MODE D'EMPLOI. DOSES. — Potion, 2 centigrammes par 20 grammes de sirop, 3 à 4 fois par jour. — Pilules de 1 centigramme, de 2 à 10 fois par jour.

Spartéine (Sulfate de). — PROP. PHYS. — Son action physiologique a été expérimentée par Laborde.

PROP. THÉR. — Il produit des effets remarquables sur le cœur, sans troubler la digestion, ni le système nerveux. D'après M. Germain Sée, il relève le cœur et le pouls, et sous ce rapport il ressemble à la digitale et au muguet; mais ses effets sont plus prompts et plus durables.

MODE D'EMPLOI. DOSE. — Solution aqueuse, à la dose de 10 centigrammes.

Stillingia sylvatica L. — SYN. — Racine royale.

DESC. — Plante de la famille des Euphorbiacées, tribu des Excæcariées, qui croît aux États-Unis.

COMP. — Contient un alcaloïde, la *stillingine*.

PROP. THÉR. — Usitée dans la scrofule, la syphilis, la leucorrhée, les affections cutanées, l'incontinence d'urine, les rhumatismes, la bronchite, cette plante agit comme altérant, résolvant, stimulant, tonique et diurétique. A hautes doses, elle est éméto-cathartique.

MODE D'EMPLOI. DOSES. — Poudre de racine, de 1 à 2 grammes. — Décoction (30 grammes pour 500 grammes d'eau), de 30 à 60 grammes. — Extrait fluide, de 15 à 60 gouttes. — Stillingine, de 6 à 15 centigrammes. — Teinture 1/2, à la dose de 4 grammes.

Strontiane (Sels de). — Prép. — On prépare les sels de strontiane en saturant de l'hydrate de strontiane pur ou du carbonate de strontiane pur par l'acide minéral ou organique dont on veut avoir le sel.

Sels usités. — Sels solubles : bromure, iodure, azotate, lactate.

Sels insolubles : phosphate, hypophosphite, borate.

Ces sels doivent être chimiquement purs.

Réact. — On doit essayer le sel en ajoutant à sa solution assez étendue de l'acide hydrofluosilicique ou une solution de chromate de potasse pur, il ne doit pas se faire immédiatement de précipité.

Prop. phys. — M. le Dr Laborde a fait des expériences comparatives des sels de strontiane, de chaux et de baryte, et il a reconnu, par de nombreux essais avec des sels solubles et insolubles, que la strontiane avait une complète innocuité.

M. le Dr Féré a présenté à la Société de biologie une série d'expériences prouvant que les sels de strontiane étaient physiologiquement les plus inoffensifs après ceux de soude.

Les sels de strontiane n'ont pas l'action diurétique qu'on leur supposait.

Le bromure de strontium est mieux toléré que le bromure de potassium et peut lui être substitué avec avantage dans les cas où celui-ci est indiqué.

Bien plus, les sels de strontiane excitent l'appétit, facilitent et augmentent les phénomènes d'assimilation et de nutrition et font augmenter le poids du corps. Enfin ils sont antiseptiques pour le tube digestif.

Le phosphate de strontiane est nutritif et reconstituant.

Prop. thér. — M. le Dr Paul Constantin a essayé l'action des sels de strontiane au point de vue thérapeutique; la dose quotidienne de lactate de strontiane était de 8 à 10 grammes par jour; il a obtenu la guérison de néphrite parenchymateuse chronique avec albuminurie intense. Avec l'administration du médicament, l'albumine diminuait sensiblement chaque jour et la quantité augmentait dès qu'on cessait l'emploi.

Les sels de strontiane sont appelés à rendre des services dans les néphrites parenchymateuses rhumatismale, scrofuleuse, goutteuse, dans l'albuminurie des femmes enceintes et des nouvelles accouchées.

M. le Dr Germain Sée a présenté à l'Académie de médecine une étude approfondie sur l'emploi des sels de strontiane, et en particulier du bromure en thérapeutique; il offre sur le bicarbonate ou le citrate de soude les avantages d'être autant désacidifiant que le bicarbonate ou le citrate de soude pour l'estomac, l'organisme entier, sans crainte d'anémie ou de diarrhées. Dans les dyspepsies la quantité des gaz diminue et dans les dilatations d'estomac, la digestion se fait d'une façon complète. Enfin le bromure réussit contre l'épilepsie et la maladie de Bright.

M. le Dr Féré, médecin de Bicêtre, considère le bromure de strontium comme succédané, même dans le traitement de l'épilepsie, du bromure de potassium; il a de plus, sur ce dernier, l'inappréciable avantage d'être admirablement toléré et de ne créer aucun accident d'aucune sorte.

M. le Dr Dujardin-Beaumetz s'est servi avec avantage du bromure de strontium, qui est mieux toléré par l'estomac que les autres bromures alcalins. Mais il faut surtout que le bromure de strontium soit absolument pur.

Vulpian et Ismaïl Hassan ont prescrit dans le rhumatisme chronique, l'azotate de strontiane aux doses journalières de 14 à 20 grammes ; mais comme pour l'albuminurie, dès qu'on cessait le médicament, les douleurs et les gonflements articulaires reparaissaient.

Enfin, M. le Dr Huchard propose de les employer dans l'antisepsie intestinale.

Mode d'emploi. Doses. — Sels de strontiane solubles (lactate, bromure, iodure) : solutions à 100 grammes pour 500 grammes d'eau, à la dose de 2 à 4 cuillères à soupe par jour. Sirop d'écorces d'oranges amères : 75 grammes de sel pour 500 ; de 5 à 6 cuillères par jour.

Sels insolubles (phosphate, hypophosphite), cachets de 5 grammes à la dose de 1 à 5 par jour.

Dose maxima des sels de strontiane 20 grammes par jour.

Strophanthus. — Desc. — Plante grimpante de la famille des Apocynacées, qui croît en Guinée, au Sénégal, au Gabon et dans l'Afrique équatoriale.

La tige, dont l'épaisseur diamétrale varie de cinq à quinze centimètres, forme sur le sol des cercles qui font penser à un boa constrictor, puis s'élance sur les arbres voisins, courant de branche en branche. Les fruits croissent deux à deux horizontalement et arrivent à maturité en septembre.

Les naturels s'en servent pour la préparation d'un poison de flèches (*Kombe*).

Plusieurs variétés ont été décrites par M. Blondel. Les seules qui présentent de l'intérêt sont : 1° *Strophanthus hispidus* DC. (Guinée et Sénégal) ; 2° *Strophanthus kombé* (centre de l'Afrique) ; 3° *Strophanthus glabre* (Gabon).

Comp. — MM. Hardy et N. Gallois ont découvert dans l'aigrette de la semence, l'*inéine*, glucoside ayant une action sur le cœur.

M. Catillon le premier a extrait de la *strophanthine* cristallisée du Kombé.

La formule est $C^{31}H^{48}O^{12}$ d'après l'analyse qu'en a faite M. Arnaud.

M. Catillon et M. Arnaud ont prouvé que le strophanthus glabre contenait 45 à 50 grammes de strophanthine par kilogramme, tandis que le strophanthus Kombé en donnait seulement 4gr,5 à 9 grammes.

M. Catillon a montré que la strophanthine du Kombé et la strophanthine du glabre sont des corps différents. La première cristallise en aiguilles et dévie à droite le plan de polarisation. La seconde se présente sous forme de belles tablettes aplaties, rectangulaires, et dévie à gauche. Selon M. Arnaud elle est identique à l'ouabaïne. (Voy. *Ouabaio*, p. 193.)

M. Gley a montré que les deux strophanthines et l'ouabaïne avaient les mêmes effets physiologiques.

Prop. thér. — M. Fraser emploie la teinture de semences : elle possède des propriétés analogues à la digitale, elle accélère les mouvements du cœur ; de plus elle a l'avantage de ne pas contracter les artérioles.

MM. Huchard (en 1886), Dujardin-Beaumetz (en 1887) ont constaté qu'il était en présence d'un excellent tonique du cœur, aussi actif que la digitale et réellement diurétique. Il s'est servi d'une teinture au cinquième, qu'il nomme *teinture française*, pour la distinguer des *teintures anglaises;* il l'a prescrite d'abord à la dose de dix gouttes et a pu continuer jusqu'à quatorze et seize gouttes par jour.

M. Bucquoy prescrit de 2 à 4 granules à un milligramme d'extrait de strophanthus ; il obtient des effets très utiles sur les cœurs fatigués et les asystoliques. La diurèse est plus rapide que celle que produit la digitale, mais non moins énergique.

Dans 5 cas de goitre, S. T. Yount-Lafayette a obtenu des succès avec le traitement par la teinture de strophantus. Il commence par prescrire la teinture à la dose de 10 gouttes par jour répétée 3 fois par jour; petit à petit il l'augmente jusqu'à 16 gouttes, 3 fois par jour. Ordinairement le traitement demande 2 mois environ.

Mode d'emploi. Doses. — On se sert de la teinture à divers titres, de l'extrait hydro-alcoolique et du glucoside en granules.

M. Fraser prépare la teinture en prenant 1 partie de semences et 8 parties d'alcool concentré.

M. Martindale prend 1 partie de semences et 20 parties d'alcool.

La formule de Helbing paraît meilleure et devrait être suivie pour obtenir un produit uniforme. On doit sécher la semence à 45°, sans employer l'aigrette ni l'enveloppe; pulvériser et extraire l'huile au moyen de l'éther; le résidu est séché de nouveau et on prépare la teinture par macération de 1 partie sur 20 parties d'alcool à 90°.

On prescrit la teinture, de 5 à 20 gouttes, à prendre deux fois par jour, seule ou avec de l'eau de laurier-cerise. La teinture est très amère, légèrement colorée en jaune.

M. Catillon indique des granules d'extrait hydro-alcoolique à 1 milligramme, à la dose de 1 à 4 granules par jour.

La strophanthine est tellement active que son pouvoir toxique est de 1/2 milligramme pour 1 kilo d'animal; on doit la donner avec précaution. La dose habituelle est de 1 granule à 1/10 de milligramme; dose maxima 1/2 milligramme.

Styracol. — $C^{12}H^{2},C^{18}H^{8}O^{4},C^{2}H^{4}O^{2}$.

Syn. — Éther cinnamique du gaïacol, Cinnamyl-gaïacol.

Desc. — Cristaux aiguillés fusibles à 130°.

Prép. — On met en présence des molécules égales de gaïacol et de chlorure d'annamyle pendant deux heures, on chauffe le mélange quelques instants. On traite la masse par l'alcool bouillant, on filtre la solution qui par refroidissement laisse déposer des cristaux de styracol.

Prop. thér. — Antiseptique capable d'arrêter la putréfaction et les fermentations; de cicatriser les ulcères et les plaies. Il ne possède ni le goût désagréable ni la tendance à la congestion faciale du gaïacol et est destiné à le remplacer dans tous les cas où son usage interne est indiqué.

Il exerce une heureuse influence sur le catarrhe chronique de la vessie, sur les gonorrhées et sur les affections catarrhales de l'estomac et des intestins.

Sucupira. — Syn. — *Bowdichia major.*

Desc. — Arbre de la tribu des Sophorées, famille des Légumineuses-Papilionacées, qui croît au Brésil.

Part. emp. — L'écorce.

Comp. — M. H. Petit a retiré de l'écorce un alcaloïde nettement défini.

Prop. thér. — L'alcaloïde a une action stupéfiante mydriatique. L'écorce est employée dans les affections goutteuses et rhumatismales; elle est regardée comme dépurative, fébrifuge et comme utile dans toutes les formes de l'arthritisme. — La racine est employée contre les affections syphilitiques.

Sulfaminol. — Syn. — Thioxydiphénylamine $C^{12}H^{9}S^{2}AzO$.

Desc. — Le produit est une poudre jaunâtre, inodore, insipide, insoluble dans l'eau, facilement dissoute par les alcalis, moins bien par les carbonates alcalins, et aussi par l'alcool et l'acide acétique cristallisable. Il brunit par la chaleur, fond à 155°, et forme des solutions jaune pâle ; les liquides de l'économie le décomposent et alors se manifestent les propriétés particulières du soufre et du phénol.

Prép. — On l'obtient par l'action du soufre sur les sels de métaoxydiphénylamine, dissous dans l'eau.

Prop. phys. — D'après le professeur Kobert, on peut administrer le sulfaminol à doses massives à un chien, sans causer de désordres graves.

Prop. thér. — Le Dr Moritz dit que, comme l'iodoforme, il diminue les suppurations abondantes, avec cet avantage qu'il n'a pas d'odeur. Il jouit de propriétés antiseptiques très puissantes.

Employé avec succès en insufflation dans la phtisie laryngée. Succédané de l'iodoforme pour saupoudrer les blessures ainsi que les plaies syphilitiques ; on le donne à l'intérieur contre la cystite à la dose de 0gr,25 par jour.

Sulfonal. — Syn. — Diéthylsulfone diméthylméthane.

Desc. — Corps blanc, cristallisé, presque insoluble dans l'eau (1/240 à 1/250 à froid, 1/18 à 1/20 à 100°) ; soluble dans l'alcool, l'éther et le chloroforme ; fond à 130°, bout à 300°. Inattaquable par les acides comme par les alcalis les plus énergiques ; il n'a ni saveur ni odeur.

Prép. — Produit de la combinaison de l'éthylmercaptan et de l'acétone.

Prop. phys. — M. C. Paul a pu s'assurer expérimentalement que, dans l'organisme, pendant la digestion, la présence de sels et de peptones favorisait la dissolution et l'absorption du sulfonal ; d'autre part, celui-ci n'influence en rien l'action des sucs digestifs, salive, suc gastrique, suc pancréatique, dont le chloral et la paraldéhyde ralentissent les effets.

M. le Dr Hénocque a étudié l'action du sulfonal sur le

cobaye et a constaté qu'il n'entravait pas la formation de l'oxyhémoglobine.

Le Dr Casarelli a démontré que sous son action le sucre chez les diabétiques diminue peu à peu, jusqu'à disparaître, par la dose journalière de 1 à 2 gr. de sulfonal.

M. C. Paul a employé le sulfonal dans un grand nombre de cas, et a constaté d'abord son innocuité absolue, au point de vue du cœur et de la respiration, par exemple dans un cas d'hypertrophie énorme avec symphyse cardiaque; deux fois seulement on observa sur la peau une éruption rubéolique légère et fugace.

Prop. thér. — Les cas dans lesquels le sulfonal convient sont ceux d'insomnie nerveuse simple, c'est-à-dire non provoquée par la douleur résultant d'une lésion organique; il faut alors combattre celle-ci tout d'abord; cependant, il a réussi dans des cas d'insomnie causée par des douleurs de dents ou une névralgie faciale.

Dans le delirium tremens, le sulfonal n'a donné que peu de résultats; dans l'apoplexie, 3 grammes de sulfonal réussirent, là où 7 grammes de chloral étaient restés impuissants : il a été utile également dans la folie avec délire, et dans la morphinomanie. Dans l'insomnie nerveuse, M. C. Paul a obtenu 30 succès sur 30 cas; il prescrit 1 à 4 grammes de sulfonal chez l'adulte dans du bouillon chaud, du lait, ou mieux en cachets, même au milieu de la digestion, puisqu'elle n'est point entravée; jamais il n'a observé d'insomnie le lendemain : peu à peu même, l'aptitude au sommeil revient, et l'on peut ne donner le sulfonal que tous les deux jours. Il faut exiger que le sulfonal soit absolument pur, c'est-à-dire ne dégage ni saveur, ni odeur.

M. le Dr Huchard a donné le sulfonal à un assez grand nombre de malades, et en a été moins satisfait.

Il convient surtout dans les insomnies nerveuses,

mais l'impression de lassitude, ainsi que la tendance à une titubation plutôt cérébelleuse qu'ataxique qu'il laisse ensuite, ne doivent faire proposer qu'avec réserve sa substitution au chloral.

DOSE. — Dose quotidienne, 2 grammes, en cachets de 1 gramme, matin et soir.

Sulfoparaldéhyde $(C^4H^4S^2)^3$.

SYN. — Trithialdéhyde.

DESC. — Corps solide, fusible à 101°, insoluble dans l'eau, soluble dans l'alcool, l'aldéhyde.

PRÉP. — On prépare d'abord le *sulfaldéhyde* en faisant passer de l'hydrogène sulfuré à refus dans de l'aldéhyde en solution aqueuse. On obtient une huile à odeur d'œufs pourris cristallisant à —2. Traité par les acides le sulfaldéhyde se polymérise en donnant naissance au sulfoparaldéhyde.

PROP. THÉR. — D'après le Dr Lusini, ce corps possède une action hypnotique assez prononcée, mais qui ne se manifeste que longtemps après l'administration.

Sulforicinate de soude. — SYN. — Polysolve, Solvine, Sulfoléine, appelé improprement *Acide sulforicinique*.

PRÉP. — On mélange 1 kilogramme d'huile de ricin pure avec 200 grammes d'acide sulfurique pur à 66° en refroidissant le mélange et en l'agitant pour éviter l'élévation de température. Il ne se forme qu'un léger dégagement d'acide sulfureux. Après une heure de contact, on lave à l'eau froide, on soutire la couche aqueuse supérieure, et on lave plusieurs fois à l'eau salée à 10 pour 100; puis on ajoute de la soude, jusqu'à réaction légèrement acide; on décante après repos et on filtre.

PROP. THÉR. — Le produit, qui a la consistance d'un

sirop épais, maintient en solution 10 p. 100 de naphtol ou de créosote, 15 p. 100 de salol, 40 p. 100 de phénol; ces solutions exigent l'emploi d'une chaleur modérée. — L'acide sulforicinique dissout également l'alizarine, l'acide chrysophanique, la cantharidine, le camphre; il se mélange avec l'éther, le chloroforme, le sulfure de carbone, la benzine, le terpinol et les huiles volatiles (Drs Berlioz et Ruault).

Mode d'emploi. — Mélangées avec l'eau, ces solutions forment des émulsions très suffisamment stables pour être utilisées dans la pratique médicale.

Symphoricarpus vulgaris Michx. — Syn. — Arbousier d'Amérique.

Desc. — Plante de la famille des Caprifoliacées, qui croît dans l'Amérique du Nord.

Part. empl. — Les feuilles provenant des jeunes pousses.

Prop. thér. — Fébrifuge et astringent, usité contre les ulcères et la ménorrhagie. Préconisé par le Dr Newton comme altérant et diurétique.

Mode d'emploi. Doses. — Poudre de feuilles, à la dose de 1 gramme, deux à trois fois par jour. — Teinture 1/5, à la dose de 2 à 4 grammes.

Syzygium Jambolanum DC. — Syn. — Jambol ou jambul.

Desc. — Plante de la famille des Myrtacées, qui croît dans l'Inde.

Comp. — M. Gerrard en a retiré une substance cristalline, à laquelle il a donné le nom de *jambosine* et assigné la formule $C^{10}H^{15}AZO^{3}$.

Les cristaux blancs, sans saveur, fondent à 77° sont solubles dans l'éther, l'alcool et le chloroforme, insolubles dans l'eau froide et peu solubles dans l'eau chaude.

Le principe actif du *Myrtus jambosa* n'est pas constitué par la jambosine, mais par une résine à déterminer, qui, d'après Lyons, existe dans la résine, à côté d'un alcaloïde et d'un acide particulier.

PART. EMPL. — L'enveloppe des fruits et l'écorce.

PROP. THÉR. — Le suc exprimé des feuilles est antidysentérique.

M. Baneha préconise ce médicament pour combattre le diabète ; la disparition du sucre se manifeste dans les quarante-huit heures, et tant que l'on se sert de ce médicament, on peut impunément faire usage d'une alimentation amylacée. Il est stomachique, carminatif et astringent. M. Scott prétend que sa présence dans l'estomac retarde et diminue l'action saccharifiante de la salive et du suc pancréatique.

Le Dr Rosemblat, à Vilna, et le Dr Zevasker ont employé le jambul sous forme de poudre et d'extrait fluide, ont guéri plus de dix cas de diabète et ils attribuent ce succès à la drogue elle-même.

Le fruit et l'écorce sont employés aux Indes comme astringents, dans la dysenterie, la blennorrhagie et la leucorrhée.

MODE D'EMPLOI. DOSES. — Fruit pulvérisé, 30 centigrammes, trois fois par jour, en cachets. — Capsules, contenant 12 centigrammes de poudre.

Tabernæmontana nereifolia L. — DESC. — Plante de la famille des Apocynacées, qui croît à Porto-Rico.

PROP. THÉR. — L'écorce en décoction est un puissant remède contre les ulcères indolents. A Porto-Rico, les habitants l'emploient contre la syphilis et les fièvres intermittentes.

Tachia guianensis Aubl. — SYN. — Caférana.

DESC. — Plante de la famille des Gentianacées, qui croît dans l'Amérique du Sud.

PART. EMPL. — La racine.

PROP. THÉR. — D'après les Drs Oliveira, Mello de Saint-Paul, la racine de caférana est un antipyrétique efficace et tonique.

MODE D'EMPLOI. DOSES. — Poudre à la dose de 1 gramme; — infusion (4 : 250 gr.); — teinture alcoolique à la dose de 4-8 grammes.

Tanguin. — DESC. — Poison d'épreuve, extrait du *Tanghinia veneniflua* Poir., plante de la famille des Apocynacées, qui croît dans l'île de Madagascar.

PRÉP. — Il est préparé avec l'amande du fruit.

COMP. — M. Arnaud a retiré des noyaux un corps cristallisé, qu'il a nommé *tanghinine*. Corps soluble dans 200 p. d'eau, très soluble dans l'alcool et l'éther, et dévie à gauche le plan de polarisation. En présence de l'eau, il se gonfle en donnant un mucilage épais et tenace.

PROP. PHYS. — Son action physiologique se rapproche de celle de la strophanthine et de l'ouabaïne, et en fait un poison cardiaque, avec cette différence qu'il provoque des convulsions générales.

Tayuya. — SYN. — *Trianosperma ficifolia* Mart.

DESC. — Plante volubile de la famille des Cucurbitacées, qui croît au Brésil, au Paraguay et à la Plata.

PART. EMPL. — Les racines.

COMP. — Contient un alcaloïde, la *trianospermine*, et une résine, la *tayugine* (Yvon).

PROP. THÉR. — Les principes actifs de la racine sont utilisés dans les cas graves d'hydropisie, de paralysie, les affections cutanées incurables et les accidents tertiaires de la syphilis.

MODE D'EMPLOI. DOSES. — Poudre de racines, 4 gr. — Décoction ou infusion, 12 à 36 centigrammes. — Teinture, de 6 à 15 gouttes.

Tecomaipé Mart. — Syn. — Ipé-tabaco.

Desc. — Plante de la famille des Bignoniacées, qui croît au Brésil.

Part. empl. — Le bois.

Comp. — Le Dr Peckolt a extrait l'acide chrysophanique qui est à la quantité de 2 p. 100.

Prop. thér. — Employé avec succès contre les maladies de peau rebelles, lichen, dartres, psoriasis, impetigo.

Mode d'emploi. Doses. — Décoction de 1 partie de bois pour 6 parties d'eau ; on fait prendre matin et soir une tasse de cette décoction.

Tellurate de potasse. — Formule $= TeK^2O^4 + 2HO$.

Prép. — On l'obtient en décomposant le tellurate de baryum par une solution de sulfate de potasse, on filtre, on évapore et on fait cristalliser.

Prop. thér. — Expérimenté par le Dr Neusser dans le traitement de la phtisie, dans l'espoir qu'il y avait un parti avantageux à tirer de ses propriétés bactéricides. Le sel a été administré dans cinquante cas et, presque toujours, les sueurs nocturnes ont été supprimées ou considérablement diminuées. Il a été parfois nécessaire de doubler la dose. Pour que des symptômes d'intoxication se produisent, il faut donner 1 centigramme par jour pendant longtemps, encore l'effet se réduit-il à une indigestion. Toutefois le médicament a le grave inconvénient de communiquer à l'haleine l'odeur alliacée qui caractérise tous les composés du tellure.

Mode d'emploi. Doses. — Pilules, à la dose de 3 milligrammes, une par jour.

Terpine, Terpinol. — Hydrate d'essence de térébenthine cristallisée. $C^{20}H^{16}, 2HO$.

Prép. — On l'obtient en mettant en contact

4 parties d'essence de térébenthine, 3 volumes d'alcool et 1 partie d'acide azotique. Après plusieurs semaines, on obtient de beaux cristaux.

La terpine se transforme, en présence d'un acide sulfurique ou chlorhydrique, en un corps huileux le terpinol.

PROP. THÉR. — La terpine et le terpinol ont été préconisés comme balsamiques, succédanés du copahu, dans les affections catarrhales des voies respiratoires. Lépine, de Lyon, pense que la terpine pourrait être substituée à la térébenthine, comme expectorant et diurétique; il en donne 0,20 à 0,60 centigr.

Sous l'influence du terpinol, les crachats du catarrhe bronchique chronique deviennent fluides, perdent leur odeur désagréable et sont plus aisément expectorés.

Le terpinol est un des désodorisants de l'iodoforme.

MODE D'EMPLOI. DOSES. — Potion ainsi formulée :

Terpine	2 grammes.
Glycérine	60 —
Alcool à 90°	60 —

deux cuillerées par jour. — Pilules, 4 ou 5 par 24 heures. — Perles ou capsules, de 10 centigrammes. — Cachets médicamenteux. Le défaut de solubilité de la terpine a engagé M. Dujardin-Beaumetz à préparer le terpinol (6 à 12 capsules de 10 centigrammes dans la journée ou pilules en même quantité), selon la formule suivante :

Terpinol	1 gramme.
Benzoate de soude	1 —
Sucre	q. s.

Tétronal. — SYN. — Tétraéthylsulfondiméthylméthane. $C^{18}H^{20}S^4O^8$.

Prép. — On combine à l'éther mercaptan deux groupes d'éthyl à l'aide d'iodure d'éthyle, puis de l'acétone.

Desc. — Corps analogue au sulfonal, qui contient deux groupes d'éthyl de plus que le sulfonal, qui en contient deux.

Prop. thér. — D'après MM. Baumann et Karl, le tétronal aurait des propriétés hypnotiques plus grandes que ne l'a le sulfonal. Son action est plus rapide et en tous cas plus certaine et plus complète.

MM. Barth et Rumpel disent que les indications thérapeutiques du tétronal sont probablement les mêmes que celles du sulfonal, et que dans quelques états nerveux réfractaires à celui-ci, il a été plus efficace. Le tétronal employé dans 220 cas n'a produit aucun phénomène fâcheux. Il est sans action sur le délire alcoolique, même à la dose de 4 grammes par jour.

Mode d'emploi. Doses. — En cachets médicamenteux, à la dose de 1 gramme en deux doses, matin et soir.

Teucrium Scordium. L. — Syn. — Germandrée aquatique, Chamaras.

Desc. — Plante de la famille des Labiées, qui croît le long des ruisseaux ou des marais d'Europe.

Part. emp. — Les feuilles.

Prop. phys. — La plante jouit de propriétés excitantes et antipudrides. Elle stimule l'appétit, calme l'irritation nerveuse et fait disparaître les démangeaisons vulvaires et anales. L'extrait administré en injections hypodermiques produit une élévation rapide de température et augmente la circulation du sang dans la partie malade.

Prop. thér. — Le Dr Lebel a préconisé le *teucrium scordium* contre les démangeaisons insupportables qui accompagnent parfois les hémorrhoïdes. Le Dr J.

Brinton a employé avec succès cette plante contre le prurit hémorrhoïdaire et contre le prurit vulvaire à la condition que ce prurit ne soit pas d'origine diabétique. Le professeur Mosetig, de Vienne, emploie l'extrait sous le nom de *teucrine* dans le traitement des abcès froids et des adénites fongueuses.

MODE D'EMPLOI. DOSES. — Poudre de feuilles à la dose de 0gr,50 par jour délayée dans un peu d'eau sucrée.

EXTRAIT. — On l'obtient en faisant une décoction avec la plante sèche; la liqueur obtenue est concentrée jusqu'à consistance de miel et purifiée par un traitement à l'alcool ; la solution filtrée est alors évaporée jusqu'à ce que sa densité soit devenue égale à 1,15 ; on stérilise l'extrait et on l'enferme dans des flacons de 3 grammes. On l'emploie en injections hypodermiques ou en capsules gélatineuses à la dose de 0gr,50.

Thalline. — Corps découvert par Skraup, de Vienne.

DESC. — Liquide huileux; il prend une coloration vert émeraude avec le perchlorure de fer; il donne avec les acides des sels : on connaît le *sulfate*, le *tartrate* et le *chlorhydrate*.

PRÉP. — Il dérive de la quinoline ; on passe par la paraoxyquinoline ou paraquinanisol, puis on arrive au tétrahydroparaquinanisol ou thalline C^9H^6,H^4Az,OCH^3. — On l'obtient en chauffant à 140° le paraamidoanisol avec le paratritroanisol, en présence de l'acide sulfurique et de la glycérine.

PROP. PHYS. — Ces sels en solutions concentrées sont amers, salés et piquants ; en solutions étendues, ils ont une saveur aromatique et agréable. Le sulfate est soluble dans 5 fois son poids d'eau, et le tartrate, dans 10 fois son poids d'eau.

PROP. THÉR. — Le sulfate est le plus actif. On l'emploie en injections uréthrales contre la cystite. On l'emploie aussi à l'intérieur contre les fièvres. Dans près de cent cas de fièvres dues à des maladies différentes (fièvre intermittente, dothiénentérie, rhumatisme, rougeole, érysipèle, état puerpéral fébrile, pneumonie, tuberculose), le Dr Jacksch a pu abaisser la température jusqu'à la normale, sans causer d'accidents.

Les sels de thalline ont une propriété antithermique puissante; la chute de la température est suivie de sueurs abondantes. A la suite de l'administration de 25 centigrammes de ces sels, la température s'abaisse de 1°,2. Si dans la soirée la température remonte à 39,3, et que l'on donne 50 centigrammes d'un de ces sels, au bout de 2 heures la température descend à 37°. L'ascension secondaire de la température se produit après quatre ou cinq heures en s'accompagnant de frissons, mais jamais de vomissements, de sueurs, de cyanose, etc. (Huchard.)

Doses. — De 20 à 50 centigrammes.

Thialdine et Carbothialdine. — Prép. — La thialdine résulte de l'action de l'ammoniaque sur la trithialdéhyde, dans laquelle un atome de soufre est remplacé par AzH $=(C^2H^4)^3S^2AzH$. La carbothialdine est obtenue par l'action combinée de l'ammoniaque et du sulfure de carbone sur l'aldéhyde.

Desc. — La thialdine est en gros cristaux, aromatiques, fondant à 43°, volatils sans décomposition à la température ordinaire, un peu solubles dans l'eau, très solubles dans l'alcool, l'éther et les acides.

La carbothialdine est en petits cristaux insolubles dans l'eau et l'éther, légèrement solubles dans l'alcool froid, plus solubles dans l'alcool chaud, décomposés par l'eau bouillante.

Le prof. Lusini a expérimenté la thialdine et la carbothialdine.

Prop. thér. — Ces deux composés ont une action tout à fait différente : la carbothialdine est un agent tétanique énergique qui ne provoque pas d'irrégularité dans le fonctionnement du cœur, lequel s'arrête en diastole; la thialdine au contraire est un paralysant général, qui donne au cœur des mouvements irréguliers et le fait arrêter en systole.

Thevetia nereifolia Suss. — Syn. — *Alelia de Matto.*

Desc. — Plante de la famille des Apocynacées, qui croît en Amérique tropicale, en Asie et à Java.

Comp. — Contient un glucoside, la *thévétine* (Blas).

Prop. thér. — Employé à petite dose comme émélo-cathartique. L'extrait de l'écorce, prescrit contre les fièvres intermittentes, dans l'intervalle des accès, empêche le retour de ceux-ci, et il guérit les frissons.

Mode d'emploi. — Teinture 1/5, de 10 à 15 gouttes. —Extrait d'écorce, à la dose de 10 centigrammes.

Thiol. — Produit très analogue à l'ichthyol, préparé par M. Jacobson.

Desc. — Soluble dans l'eau ou dans un mélange d'alcool ou d'éther.

Prép. — On utilise, pour préparer le thiol, l'huile de gaz du commerce, qui renferme, outre des carbures saturés de la série grasse, des carbures des séries éthylénique et acétylénique. On chauffe ce produit au bain d'huile à une température d'environ 215°, et on ajoute peu à peu de la fleur de soufre. La sulfuration des carbures se fait avec dégagement d'hydrogène sulfuré. Suivant la plus ou moins grande quantité de soufre ajouté, on obtient plus ou moins de carbures sulfurés. On sulfonise ensuite la matière à l'aide de l'acide sulfurique concentré, ce qui donne l'acide thiolsulfonique, et on neutralise avec l'ammoniaque. Ce sel ammoniacal est le thiol de Jacobsen.

Prop. thér. — Mêmes propriétés que l'ichthyol. D'efficacité égale, mais il a sur celui-ci l'avantage d'être absolument inodore.

Employé par M. Gothchalk dans le traitement gynécologique, il a obtenu des succès à l'aide d'une solution de 20 p. 100 dans la glycérine, dans des exsudats de métrite et de périmétrite.

Mode d'emploi. — A l'extérieur, pommade à 1/20. — A l'intérieur, de la même façon que l'ichthyol.

Thiolinique (Acide). — Desc. — L'acide thiolinique est une masse granulée vert foncé, insoluble dans l'eau, mais soluble dans l'alcool. Il contient 14 p. 100 de soufre et possède l'odeur de l'essence de moutarde.

Prép. — Préparé par Kobbe, de Leipzig, en chauffant à 230°, 6 parties d'huile de lin et 1 partie de soufre. On traite ensuite par un poids double d'acide sulfurique concentré, et chauffe jusqu'à dissolution après dégagement d'acide sulfureux. Le produit est alors versé dans l'eau et débarrassé par lavages des acides sulfurique et sulfureux.

Prop. thér. — Les combinaisons salines sont pour la plupart inodores ou d'odeur légèrement bitumeuse.

Parmi les sels alcalins, le *thiolinate de soude* présente le plus d'intérêt. Ses propriétés thérapeutiques paraissent le rapprocher des composés sulfurés, ichthyol, thiol, thiophène, et il s'emploie aux mêmes doses.

Thiophène. — Desc. — Le thiophène $C^8H^4S^2$ est un composé sulfuré découvert par V. Meyer dans les benzines de goudron de houille, il résulte de la combinaison de 2 équivalents de soufre avec 2 molécules d'acétylène, $2\,C^4H^2 + S^2 = C^8H^4S^2$.

PROP. PHYS. — Liquide incolore à odeur de pétrole, insoluble dans l'eau, sa densité est 1062 à + 23. Il bout à 84°.

Plusieurs dérivés de thiophène, en particulier le *sulfothiophénate de soude* et le *bi-iodiure de thiophène*, ont été expérimentés en thérapeutique par les docteurs Spiégler et Hock.

Thiophène (Bi-iodure de). — SYN. — Diiodothiophène $C^4H^2I^2S$.

PRÉP. — Il se prépare en ajoutant à du thiophène brut la quantité théorique d'iode, puis de l'oxyde jaune de mercure jusqu'à ce que tout l'iode ait disparu : la réaction s'accomplit avec dégagement de chaleur.

DESC. — Le diiodothiophène se présente en cristaux blancs, fusibles à 40°,5 et facilement volatils. Il possède une odeur aromatique non désagréable. Il est insoluble dans l'eau, facilement soluble dans l'éther, le chloroforme et l'alcool chaud, plus difficilement soluble dans l'alcool froid. Il renferme 75,5 p. 100 d'iode et 9,5 p. 100 de soufre.

PROP. ANT. — Ed. Spiégler a étudié sa valeur comme antiseptique sur les cultures d'un micro-organisme producteur de pus, un *staphylococcus*.

PROP. THÉR. — Aug. Hock a essayé son emploi dans la pratique.

MODE D'EMPLOI. — On fait avec le diiodothiophène une gaze qui peut remplacer la gaze iodoformée. Pour cela on trempe la gaze dans le mélange suivant :

Diiodothiophène	50	grammes.
Alcool }	ãã 500	—
Éther }		
Glycérine	10	—

On recommande d'ajouter à ce mélange 2 à 3 grammes d'une solution alcoolique saturée de safranine pour aider à répartir également le mélange sur la gaze.

Thiorésorcine. — Syn. — Bisulfhydrate de phényle. Formule $C^6H^4(SH)^2$.

Prép. — On l'obtient en chauffant le chlorure phénylène disulfureux, avec de l'étain et de l'acide chlorhydrique, puis en distillant avec de l'eau.

Desc. — Poudre jaune pâle, inodore, non vénéneuse, insoluble dans l'eau, soluble dans l'éther et l'alcool; fond à 27°, bout à 243°.

Prop. thér. — Possède les propriétés de l'iodoforme; on préconise son emploi à cause de sa non-toxicité et du manque d'odeur.

Mode d'emploi. Doses. — En topique, pour saupoudrer la plaie. — En pommade :

Axonge	20 grammes.
Thiorésorcine	2 ou 4 gr.

Thiosinamine. — Syn. — *Allylsulfocarbamide.*

Prép. — Ce corps s'obtient en mêlant 2 parties d'essence de moutarde avec 1 partie d'alcool absolu et 7 parties d'ammoniaque; on chauffe à 40°; au bout de quelques heures, l'odeur de l'essence de moutarde et de l'ammoniaque disparaît et il se forme des cristaux de thiosinamine, qu'on emploie en solution alcoolique ou éthérée.

Prop. thér. — M. le Dr Hebra a expérimenté cette substance sur des malades atteints de lupus. Les injections sous-cutanées déterminent une réaction locale, sans réaction de l'organisme entier. Deux heures après la partie malade rougit, se tuméfie à un degré qui varie avec l'intensité, l'extension de la maladie et la quantité de liquide injecté.

Il se produit d'abord une sensation de chaleur et de tension des parties malades, mais passagère, et il n'y a pas d'accoutumance. Le lendemain, quand la réaction a pris fin, il se produit une desquamation intense, la peau des parties saines restant lisse. Après quelques injections, l'aspect du lupus se modifie, les nodosités diminuent, le tissu morbide s'affaisse, et l'on vit même guérir un lupus. Mais le Dr Hebra ne peut affirmer que la guérison soit permanente.

On peut aussi obtenir le ramollissement complet du tissu cicatriciel.

Cette méthode a donné aussi de bons résultats dans le traitement des tumeurs glandulaires chroniques.

M. Latzko a employé la thiosinamine dans certaines affections gynécologiques chez un grand nombre de femmes atteintes de tumeurs des annexes, de périmétrites avec salpingites, et de rétroflexions utérines avec immobilisation de l'organe. Toutes ces femmes ont ressenti bientôt une amélioration très nette. Les tumeurs des annexes ont diminué de volume et les rétroflexions sont devenues moins prononcées.

Mode d'emploi. Doses. — M. Latzko emploie la thiosinamine en solution à 15 p. 100, dont il injecte 0gr,10 à 0gr,40 par la voie sous-cutanée.

Thiuret. — Prép. — On le forme en oxydant le phényldithio-biuret, dont il ne diffère que par deux atomes d'hystogène.

Desc. — Le thiuret est une base faible qui se présente en cristaux légers, inodores, presque insolubles dans l'eau, et assez solubles dans l'alcool et l'éther.

Les alcalis, l'acide chlorhydrique, les corps réducteurs le décomposent en donnant du soufre à l'état naissant.

Prop. phys. — Le thiuret est doué de propriétés désinfectantes intenses, et même bien plus intenses qu'aucun des antiseptiques secs connus.

Ainsi des plaques d'agar-agar ou de gélatine, infectées de pseudomembranes diphtéritiques, de selles typhiques, de crachats pneumoniques ; des plaques de gélatine acide d'Uffelmann inoculées avec du bacille typhique, des plaques d'agar et de gélatine, imprégnées de bacille diphtéritique, de bactéridie charbonneuse, de bacilles pyocyanique, typhique, prodigiosus, du choléra des poules, de staphylococcus albus, et saupoudrées de thiuret sont restées entièrement stériles.

Le thiuret ajouté à une solution de glycose à 5 p. 100 contenant de la levure de bière en arrête peu à peu la fermentation, et ce résultat est dû au dégagement de soufre à l'état naissant produit par l'action de la levure elle-même sur le thiuret.

Prop. thér. — Grâce à ces propriétés antiseptiques, il était possible d'introduire le thiuret dans la thérapeutique, mais son insolubilité en aurait restreint l'emploi. Le Dr Blum a donc cherché parmi les sels de thiuret, le phénylsulfate, qui est assez soluble pour être employé.

Il a reconnu que le *phénylsulfate de thiuret* est celui qui tout en étant assez soluble possède le pouvoir antiseptique le plus énergique. Ce sel se présente sous la forme d'une poudre cristalline, légère, inodore, jaune, de saveur très amère, soluble dans l'eau à raison de 3 à 4 p. 100, insoluble dans l'alcool, l'éther et l'huile.

Saupoudré sur des plaques d'agar ou de gélatine alcaline et acide infectées des différents microbes cités plus haut, il empêche tout développement microbien.

Sur tube, son pouvoir désinfectant s'étend jusqu'à

1 centimètre de la surface. La fermentation du glycose par la levure est immédiatement arrêtée par l'addition du p-phénylsulfate de thiuret.

Ces résultats favorables d'expériences *in vitro* ont conduit le Dr Blum à essayer le phénylsulfate de thiuret sur les animaux, comme antiseptique sec.

Appliqué à l'extérieur, le sel ne se montre nullement vénéneux, A l'intérieur, à la dose de 3 grammes, il a donné lieu chez des chiens et des lapins à une diarrhée assez durable, mais sans aucun autre trouble et sans le moindre signe d'intoxication. Introduit dans la cavité abdominale de deux lapins, il n'y a produit aucune inflammation et on en a retrouvé une partie intacte.

Thymacétine. — Formule $C^{28}H^{21}AzO^{2}$.

Desc. — Poudre cristalline, peu soluble dans l'eau.

Prép. — On prépare d'abord le paranitrothymol qui est réduit par l'étain et l'acide chlorhydrique, on obtient le paraamidothymol, sur lequel on fait agir le chlorure de méthyle, on a le paraamidothymétol. Enfin pour avoir la thymacétine on fait agir sur le dernier corps obtenu l'anhydride acétique ou le chlorure d'acétyle.

Prop. thér. — M. le Dr F. Jolly, qui a expérimenté la thymacétine dans quelques affections nerveuses et mentales, a trouvé que ce médicament possède des propriétés analgésiques et somnifères incontestables. Il calme certaines céphalalgies nerveuses, bien qu'il ne paraisse exercer aucune influence sur la migraine vraie. Son action hypnotique est très réelle, mais inconstante. C'est ainsi que sur 26 malades (paralytiques, délirants, etc.) auxquels la thymacétine a été administrée pour cause d'insomnie, 10 n'en ont retiré aucun bénéfice, tandis que chez les 16 autres l'action somnifère s'est produite. Dans les cas où le médicament se montre actif, le sommeil qu'il amène ne le cède souvent en rien à celui qu'on obtient par le chloral.

MODE D'EMPLOI. DOSES. — A dose médicinale, la thymacétine n'est pas toxique ; cependant elle peut parfois produire une certaine congestion céphalique avec bruissement et pulsations. Les doses employées par M. Jolly variaient de 0gr,25 centigrammes à 1 gramme. La dose hypnotique était de 0gr,50 centigrammes.

Toddalia aculeata Pers. — SYN. — Lopez root.

DESC. — Plante de la famille des Rutacées, qui croît dans l'Inde et dans les îles de l'océan Indien.

PROP. THÉR. — Les feuilles fraîches sont employées contre les douleurs abdominales. Tonique puissant, contre la débilité constitutionnelle, la diarrhée chronique et dans la convalescence des fièvres graves. On peut lui adjoindre la médication ferrugineuse.

MODE D'EMPLOI. — Teinture 1/5, de 6 à 20 grammes par jour. — Infusion (10 gr. p. 100 gr. d'eau), de 30 à 60 grammes, deux ou trois fois par jour.

Tolypyrine. — SYN. — Paratolydiméthylpyrazolone.

PRÉP. — En méthylant le groupe phénylique de l'antipyrine en situation para, l'auteur a obtenu un composé nouveau, le *tolyldiméthylpyrasolone*, auquel il a donné le nom de *tolypyrine*. Au point de vue chimique, ce composé se rapproche de l'antipyrine.

DESC. — Il se présente sous forme de cristaux incolores, à peine solubles dans l'eau, solubles dans l'alcool.

PROP. PHYS. — D'après M. Guttman, la tolypyrine, donnée à la dose quotidienne de 4 grammes, abaisse la température de 1/2° centigrade au moins et le plus souvent de 2° centigrades et même au-dessus. L'abaissement de la température commence dès la première heure et continue jusqu'à atteindre le minimum la cinquième et la sixième heure, après quoi elle commence à se relever lentement. On voit donc que, administrée à midi, la tolypyrine pourra maintenir la température normale presque jusqu'au lendemain matin. La chute de la température est accompagnée d'une transpiration plus ou moins intense; son relèvement survient sans aucun frisson. La fréquence du pouls suit la température. Pas de phénomènes secondaires fâcheux à part le vomissement qui se montre parfois. En résumé, comme antipyrétique la tolypyrine ne le cède en rien à l'antipyrine : 4 grammes de tolypyrine donnent un abaissement de la température égal à celui que fournissent 5-6 grammes d'antipyrine.

Prop. thér. — Le Dr Guttmann a étudié l'action antirhumatismale de la tolypyrine, elle est très manifeste : 4 grammes de ce médicament en vingt-quatre heures en 4 fois sont suivis, dans les cas légers de rhumatisme articulaire aigu, d'amendement de tous les symptômes morbides (fièvre, douleur, tuméfaction) dès les premières vingt-quatre à quarante-huit heures. Il est vrai que dans les cas plus graves l'amélioration se fait attendre plus longtemps et alterne avec des exacerbations ou avec la localisation de l'affection à d'autres articulations, au lieu et à la place des articulations dégagées; mais il ne faut pas oublier que, sous ce rapport, ni l'antipyrine ni le salicylate de soude ne se montrent supérieurs à la tolypyrine.

Sur 12 cas de céphalée de diverses natures la tolypyrine s'est montrée efficace dans 6 cas : sous l'influence d'une dose de 2 à 4 grammes par jour (parfois même 8 grammes), souvent répétée, les douleurs cessèrent chaque jour. Quant aux 4 cas rebelles, l'antipyrine ne soulageait la céphalée que dans deux d'entre elles.

En résumé, comme antipyrétique, antinévralgique et antirhumatismal, la tolypyrine est au moins l'égale de l'antipyrine et peut la remplacer avantageusement, surtout son prix de revient étant inférieur à celui de l'antipyrine.

Mode d'emploi. Doses. — La tolypyrine s'emploie aux mêmes doses que l'antipyrine et s'administre de la même manière.

Tolysal. — Syn. — Salicylate de tolypyrine, Salicylate de paratolydimethylpyrazolone.

Prép. — Le tolysal est un dérivé salicyle d'un autre corps trouvé aussi par Riedel, la tolypyrine. Le tolysal se distingue du salicylate d'antipyrine par la substitution dans le groupe phényle d'un atome d'hydrogène par le groupe méthyle $C^{12}H^4Az^2O.C^7H^6O^3$.

Desc. — Petits cristaux rosés, presque incolores, amers au goût, le point de fusion est entre 101 et 102°, peu solubles dans l'eau, difficilement solubles dans l'éther, très solubles dans alcool et éther acétique.

Prop. phys. — Le prof. A. Hennig a étudié son action physiologique sur les lapins et les cobayes : il trouva que 3 grammes par jour ne sont pas suivis d'effets secondaires fâcheux.

Jamais M. Henning n'a observé d'exanthème après l'administration même de doses massives de tolysal.

Prop. thér. — Le prof. Henning l'a conseillé dans le traitement du rhumatisme.

Il le donne à la dose de 3 à 6 grammes selon la formule 2 + 1 + 1, etc., grammes de 1/2 — 1/2 heure dans le rhumatisme aigu.

Il a toujours eu du succès sans inconvénient, c'est

un analgésique en même temps qu'un antipyrétique. Donné plusieurs jours de suite le tolysal réussit aussi dans le rhumatisme chronique à plus petite dose réfractaire. De 1 à 3 grammes il réussit dans les névralgies comme l'antipyrine, mais n'a aucun de ses inconvénients comme nausées, vomissements, sueurs, vertiges, maux d'estomac, tendance au collapsus, etc.

A la dose de 4 à 8 grammes, c'est un fébrifuge à employer dans les fièvres continues et intermittentes.

L'abaissement de la température se produit une heure après l'administration de la première dose, et dure assez longtemps. Le pouls et la fréquence de la respiration s'abaissent en même temps que la température, mais jamais jusqu'à la tendance au collapsus. On peut employer le tolysal dans les cas où les autres médicaments, tels que salicylate de soude, antipyrine, phénacétine, etc., n'ont pas eu de succès. En même temps que l'abaissement de la température, le tolysal procure du sommeil au malade. Il a, comme tous les dérivés du phénol, des propriétés antiseptiques et antifermentescibles.

Mode d'emploi. Dose. — A cause de sa faible solubilité dans l'eau, le tolysal est plus facilement administré en cachets, ou en tablettes comprimées 0,50 centigrammes à 1 gramme.

Dose maxima, 8 grammes par jour.

Traumaticine. — Solution de gutta-percha dans du chloroforme.

Prép. — On met 10 grammes de gutta-percha dans 90 grammes de chloroforme. Au bout de 24 heures, la gutta-percha est complètement dissoute; on ajoute alors 18 grammes d'acide chrysophanique à la solution.

Prop. thér. — Auspitz recommande, dans le psoriasis, de faire des badigeonnages avec de la traumaticine, contenant un dixième d'acide chrysophanique.

On peint les plaques de psoriasis avec cette préparation, et on laisse sécher; il se forme une couche de gutta-percha contenant de l'acide chrysophanique, qui permet aux malades de vaquer à leurs occupations. Tous les deux jours, on renouvelle la couche médicamenteuse. On voit bientôt se former le cercle érythémateux de l'acide chrysophanique, et les plaques de psoriasis semblent disparaître avec une grande rapidité (Dr Besnier).

Mode d'emploi. — Peut servir de véhicule à un grand nombre de substances médicamenteuses et surtout à l'acide chrysophanique 10 p. 100.

Tribromure d'allyle. — Formule $C^6H^5Br^3$.

Pré. — On l'obtient en faisant agir l'iodure d'allyle sur une fois et demie son poids de brome. On enlève l'iode précédent par la potasse. On distille et on recueille ce qui distille entre 210° et 220°. On congèle le liquide et on essore les cristaux, puis on rectifie.

Desc. — Liquide incolore, neutre, bouillant à 217°, se solidifiant à + 10°.

Prop. thér. — Employé contre l'asthme, l'angine de poitrine. Recommandé dans la médecine infantile contre la coqueluche et les convulsions.

Mode d'emploi. Doses. — Capsules gélatineuses contenant 25 centigrammes de tribromure d'allyle, à la dose de 2 à 4 par jour.

Tribulus lanuginosus L. — Syn. — *Nerings fruit*, *Burra gokeroo*.

Desc. — Plante de la famille des Rutacées, tribu des Zygophyllées, qui croît dans l'Inde et en Cochinchine.

Prop. thér. — Émollient et diurétique, antispasmodique, employé contre la dyspnée, la colique, la gonorrhée, l'irritation des voies urinaires.

Les extraits alcooliques et éthérés de fruits pulvérisés de tribule donnent un résidu cristallin, dont le principe actif peut être précipité d'une de ses dissolutions, au moyen de l'acide chlorhydrique ou des chlorures alcalins. Les fruits renferment également un corps gras et une résine. C'est à cette dernière sans doute que les fruits du tribule sont redevables de l'odeur aromatique qu'ils dégagent lorsqu'on les fait brûler. On y trouve en outre une grande quantité de principes minéraux.

Les fruits du *tribulus lanuginosus* ont été vantés en Europe, principalement en Angleterre, comme un remède spécifique contre les pertes séminales et les troubles mentaux en rapport avec ces pertes. On a donné à ces fruits le nom de *burra gookeroo*, et on en a fait trois préparations :

Une décoction préparée avec 1 partie de fruits pour 7 parties de véhicule ; dose, de 4 à 7 grammes.

Un extrait fluide, préparé avec parties égales de fruits et de véhicule ; dose, 1 à 2 grammes.

Mode d'emploi. — Poudre de fruit, 50 grammes, eau 500 grammes, faire bouillir jusqu'à réduction à 250 grammes. — Infusion, à la dose de 4 à 8 gr., pour 500 grammes d'eau.

Trichloracétique (Acide). — Syn. — Acide acétique trichloré. — Formule $C^4HCl^3O^4$.

Desc. — Corps solide cristallisé, déliquescent. Point de fusion 55°, ébullition 195°.

Prép. — On traite le chloral hydraté par trois fois son poids d'acide azotique fumant, on expose le mélange deux jours au soleil et on chauffe en distillant et en recueillant ce qui passe à 190°.

RÉACTION. — Donne du chloroforme étant chauffé avec un excès de carbonate de soude. Ne doit pas contenir d'acide chlorhydrique libre.

PROP. THÉR. — M. le Dr Ehrmann a obtenu des succès avec l'acide trichloracétique employé comme caustique dans les affections de la gorge et du nez, sous forme d'applications directes. Ce traitement fut employé dans 140 cas renfermant l'hypertrophie polypoïde circonscrite, la tonsillite hypertrophique, la pharyngite folliculaire, l'hypertrophie des glandes linguales, etc. Dans 87 de ces cas, il fit une seule cautérisation, 2 dans 30 cas, et de 3 à 6 dans les 23 autres.

Ehrmann regarde l'acide trichloracétique comme préférable à l'acide chromique, parce que la cautérisation qu'il produit est plus localisée et que les eschares sont plus nettes.

MODE D'EMPLOI. — Il emploie cet acide comme astringent sous la forme suivante :

Iode	0gr,10
Iodure de potassium	0 ,15
Acide trichloracétique	0 ,30
Glycérine	30 ,00

Enfin M. Boymond le préconise en urologie pour la précipitation complète de certaines albumines.

Trichlorophénol. — DESC. — Aiguilles fines ; peu soluble dans l'eau, soluble dans la glycérine, l'alcool et l'éther. Il fond à 44° et bout à 250°.

Il se combine avec les oxydes pour former des sels. Les sels usités en thérapeutique sont les sels de calcium et de magnésium.

PRÉP. — Obtenu par Laurent en combinant du chlore avec de l'huile de houille bouillant de 170° à 180°.

On l'obtient aussi par l'action prolongée du chlore sur le phénol, jusqu'à ce que le phénol se prenne en masse de cristaux, qu'on égoutte et qu'on exprime.

Prop. thér. — Antiseptique, non irritant pour les tissus, pouvant être substitué avantageusement au phénol.

On emploie la solution de trichlorophénate de magnésie contre l'ophtalmie purulente; la guérison est assurée et rapide.

Mode d'emploi. Doses. — Solution de 2 grammes p. 100 de sel de magnésie dans l'eau, en collyre.

Trichlorure d'iode. — Prép. — Le trichlorure d'iode ICl^3 peut être préparé par plusieurs procédés; celui qui paraît le plus pratique consiste à faire arriver dans un grand flacon du gaz iodhydrique et du chlore en excès.

Desc. — Masse cristalline de couleur jaune citron. D'après Brenken, le trichlorure d'iode fond à 25° par suite d'une dissociation qui donne naissance à du protochlorure d'iode; il entre rapidement en dissolution dans la benzine. Le sulfure de carbone le liquéfie en donnant une dissolution qui par évaporation donne de l'iodure de soufre et de l'iode.

Prop. thér. — Le trichlorure d'iode a été recommandé comme antiseptique par Riedel et Langesbuch. Dans le commerce, on peut se le procurer en tubes fermés hermétiquement; mais c'est en dissolution dans l'eau qu'il se conserve le mieux. Langesbuch admet qu'une solution de 0,10 à 0,15 p. 100 équivaut comme puissance antiseptique à une solution de 0,5 ou 1 p. 100 de bichlorure de mercure. La solution à 5 p. 100 n'a que de légers effets escharotiques comparativement à ceux de l'acide phénique concentré. Enfin, la plupart des expérimentateurs admettent qu'il est le moins délétère des antiseptiques en vogue. C'est ce qui a engagé le Dr Miller à utiliser ce composé dans le traitement des affections de la bouche et des dents. Il a pu constater son efficacité comme désinfectant de la dentine cariée et il admet que la solution de trichlorure d'iode à 5 p. 100 est l'un des agents les plus actifs que le dentiste puisse utiliser dans le traitement de cette affection.

Trinitrine. — SYN. — Nitroglycérine. $C^6H^5(AzO^6)^3$.

PRÉP. — On l'obtient en mélangeant avec précaution de la glycérine avec de l'acide azotique fumant. On projette le mélange dans l'eau et on recueille dans le fond les gouttes huileuses de trinitrine.

PROP. THÉR. — Huchard, Potain et Hérard ont démontré que le summum d'action thérapeutique de la trinitrine était dans son application à la cure de l'angine de poitrine. C'est un médicament vaso-dilatateur, qui non seulement est utile dans l'angine de poitrine résultant d'une ischémie du muscle cardiaque, mais encore dans toutes les affections de l'aorte, qui produisent de l'ischémie cérébrale (rétrécissement et insuffisance). La trinitrine est employée avec avantage dans la chlorose très intense, dans les névralgies de cause anémique, chez certains hypochondriaques, lorsque les troubles vaso-moteurs par leur exagération amènent une véritable anémie cérébrale. (Dujardin-Beaumetz.)

MODE D'EMPLOI. DOSES. — Solution alcoolique diluée, donnée à l'intérieur :

Solution alcoolique de trinitrine au centième.	30 gouttes.
Eau distillée	300 grammes.

Une cuillerée à bouche le matin, à midi, le soir.

Injection sous-cutanée, on se sert de la solution suivante :

Solution alcoolique de trinitrine au centième.	30 gouttes.
Eau distillée de laurier-cerise	10 grammes.

La seringue contient trois gouttes de trinitrine. La dose ordinaire sera de une à trois gouttes.

Trional. — Syn. — Diéthylsulfonméthylméthane.

Ce médicament diffère du sulfonal en ce que le groupe méthyle (CH^3) y est remplacé une fois par le groupe éthyle (C^2H^5). C'est ainsi que le trional

$$\begin{matrix} C^2H^5 \\ C^2H^3 \end{matrix} > C < \begin{matrix} SO^2C^2H^5 \\ SO^2C^2H^5 \end{matrix}$$

est un diéthylsulfonméthylméthane.

Desc. — Le trional se présente sous forme d'écailles brillantes fondant à 76° C., peu solubles dans l'eau froide (1 : 300), mieux solubles dans l'eau chaude et l'alcool. La solution dans l'eau chaude, le lait et le vin, de même que l'émulsion dans la gomme, ont une saveur légèrement amère.

Prop. phys. — Les effets secondaires fâcheux et les phénomènes d'intoxication consécutifs à l'emploi du trional sont en tout comparables à ceux survenant après le sulfonal, et consistent dans les phénomènes de dépression du côté de la motilité et des organes des sens : incoordination des mouvements, marche titubante, faiblesse, somnolence, céphalée, lourdeur de tête, etc.

Prop. thér. — Le trional a été expérimenté par MM. les Drs Barth, Schulze, Horvath, Schaefer, Ramon, Bœttiger : les auteurs concluent que chez les hommes aussi bien que les animaux, le trional exerce surtout son influence sur le cerveau ; mais sur les hommes, on ne constate plus le même rapport (1 : 1 1/2 : 3) entre le sulfonal, le trional et le tétronal; tout de même ces deux derniers sont parfois encore actifs là où l'on avait échoué avec le sulfonal. Quant à l'action toxique de ces trois disulfones, elle conserve rigoureusement le rapport sus-indiqué (1 : 1 1/2 : 3). — Donné à doses peu élevées, le trional n'influence nullement la sécrétion de la sueur, ni la température. Le sommeil est tout à fait tranquille ; pendant toute sa durée, la respiration reste normale. — Analogue en cela au sulfonal, le trional ne provoque pas d'accoutumance du côté des malades ; aussi pour obtenir l'effet hypnotique désiré, n'est-on pas obligé d'avoir recours à des doses de plus en plus élevées. Mais tout de même ne faut-il pas perdre de vue la possibilité des effets cumulatifs et, par suite, la possibilité de voir éclater des phénomènes d'intoxication après la répétition des mêmes doses de ces médicaments.

Ces médicaments seront supprimés dès l'apparition des accidents suspects ; l'intoxication est-elle bien accusée, on commencera par laver l'estomac. — Il résulte des observations faites sur des sujets atteints d'affections de diverses natures et sur des aliénés, que, pris à petites doses (0 gr. 5-1-2 grammes), le trional est parfois suivis de sommeil.

Du reste, pour se mettre sûrement à l'abri de tout danger d'intoxication, on ne prescrira le sulfonal, ni le trional à doses élevées (2-4 grammes) ou à doses moindres souvent répétées : il vaut mieux commencer par donner une dose élevée pour se rendre maître en une seule fois de l'insomnie ; si est on ensuite obligé de répéter les médicaments, on diminuera les doses suivantes d'un demi ou d'un tiers de leur quantité initiale.

Mode d'emploi. Doses. — La dose moyenne est de 0 gr. 5 à 12 grammes en une seule fois ; l'émulsion gommeuse ou les solutions dans le lait et le vin agissent plus rapidement que la solution aqueuse. — Le trional est pris par les malades le soir, un quart d'heure ou une demi-heure avant d'aller au lit.

Tylophora asthmatica Wight et Arn. — DESC. — Plante de la famille des Asclépiadacées, qui croît dans l'Inde.

PART. EMP. — On a utilisé d'abord la racine; maintenant on lui a substitué les feuilles.

PROP. THÉR. — Possède des propriétés émétiques, diaphorétiques et expectorantes; elle remplace avec avantage l'ipéca dans la dysenterie. On fume des feuilles pour procurer du soulagement dans l'asthme.

MODE D'EMPLOI. DOSES. — Feuilles pulvérisées, à la dose de 1gr,50 à 2 grammes, comme émétique, et à la dose de 15 à 30 centigrammes, comme expectorant.

Ulex diureticus L. — SYN. — Ajonc épineux.

DESC. — Plante de la famille des Légumineuses, qui croît en Europe.

COMP. — Contient un alcaloïde, l'*ulexine*, qui est toxique et convulsivant.

PROP. THÉR. — La plante est un diurétique énergique et n'offrant aucun danger. — L'alcaloïde produit des spasmes et des mouvements nerveux. On l'a employé contre la paralysie et comme antidote de la strychnine.

MODE D'EMPLOI. DOSES. — Extrait fluide, de 10 à 20 gouttes. — Ulexine, de 1 à 2/10 de milligramme.

Uréthane. — SYN. — Éther éthylique de l'acide carbamique. Carbamate d'éthyle, éther carbamique, éthyluréthane. Formule $CO^2,AzH^2C^2H^5$.

DESC. — Il se présente en cristaux incolores, de saveur un peu amère; très soluble dans l'eau et l'alcool. Il ressemble au salpêtre.

PRÉP. — On obtient ce corps : 1° en faisant agir l'ammoniaque sur le chlorocarbonate d'éthyle; 2° par l'action de l'ammoniaque anhydre sur le carbonate d'éthyle (éther carbonique); 3° par l'action de l'alcool sur le chlorure de cyanogène.

Prop. thér. — Étudié d'abord par Schmiedeberg, puis par Huchard, enfin par J. Gordon. Ses avantages sur les autres agents hypnotiques sont les suivants: absence de toute action secondaire, facilité avec laquelle les malades le prennent, et enfin sommeil tranquille, ressemblant tout à fait au sommeil naturel. Il conviendrait surtout dans la thérapeutique infantile, chez les individus atteints de délire alcoolique et chez ceux qui sont sujets à des accès de manie. Son grand avantage est sa parfaite solubilité, mais il est en réalité fort peu actif.

Doses. — On prescrit 1 à 2 grammes aux adultes et 0,50 à 1 gramme aux enfants, dans une potion de 150 grammes. Il n'est toxique qu'à doses élevées (10 grammes).

Uréthane	3 à 4	grammes.
Sirop de fleurs d'oranger	20	—
Eau de tilleul	40	—

à prendre en une fois.

Uricédine. — Desc. — Ce remède renferme de la lithine en même temps que les substances contenues dans le jus de citron frais.

En voici la composition :

Sulfate de soude	27,5	parties.
Chlorure de sodium	1,6	—
Citrate de soude	0,7	—
— de lithine	1,0	—

Uropherine — Syn. — Lithion-Diurétine de Merck. Salicylate de théobromine et de lithine.

Prép. — Ce corps est obtenu par la saturation à

équivalents égaux de l'acide-salicylique par la théobromine et la lithine (E. Merck).

Prop. thér. — Le Dr Gram, de Copenhague, a fait l'étude thérapeutique de la lithion-diurétine et il a remarqué qu'elle est plus assimilable que la diurétine ordinaire et qu'il faut employer des doses diminuées de 1/4 pour obtenir les mêmes résultats. Elle n'a pas d'action anormale sur le cœur, tandis qu'au contraire l'association de la digitale, infusion (1-100) une cuillerée à bouche 4 fois par jour, et de l'urophérine produit d'excellents effets. Dans le cas où le rein serait imperméable et que l'on redouterait l'action de l'acide salicylique on le remplacerait avec avantage par l'acide benzoïque.

Mode d'emploi. Doses. — Les doses de Lithion-Diurétine (Merck) sont de 3—4 grammes par jour; la dose est la même pour la combinaison benzoïque.

La préparation se prescrit de la manière suivante :

Salicylate de théobromine et de lithine.. 10 grammes.

dissolvez dans

Eau distillée........................ 150 grammes.

Dose : Une cuillerée à bouche 3—4 fois par jour. ou bien :

Salicylate de théobromine et de lithine.. 1 gramme.

Faites 10 doses semblables et enrobez-les en cachets ou en capsules gélatineuses. Une capsule 3-4 fois par jour, boire après chaque capsule un verre d'eau.

Vaccinium Myrtillus L. — Syn. — Myrtille, Airelle myrtille.

Desc. — Plante de la famille des Éricacées, qui croît en Europe centrale.

PART. USITÉE. — Les fruits ou baies.

PROP. THÉR. — Le Dr Winternitz recommande la décoction de la myrtille contre les diarrhées de diverses natures. On prépare cette décoction en versant de l'eau froide sur les myrtilles séchées, en exposant cette masse au feu pendant deux heures au moins (on agite énergiquement et à plusieurs reprises); dès que la masse présente une résistance sirupeuse, on filtre et l'on exprime le suc resté dans les fruits; la décoction est refroidie et conservée dans un endroit frais. On donne 7-8 tasses à café dans le cas de diarrhée.

L'auteur a réussi même dans des cas où il avait échoué avec les styptiques et les opiacés. On vient aussi à bout des diarrhées opiniâtres des phtisiques; on obtient avec cette médication leur cessation pendant des journées entières et même des semaines.

Chez un homme de cinquante-six ans, atteint de diarrhée et de leucoplasie buccale (psoriasis lingual), les gargarismes avec cette décoction ont fait disparaître, après quatre semaines environ, la leucoplasie qui persistait depuis des années.

Winternitz essaya aussi la décoction de myrtille dans un cas de blennorrhagie aiguë et 6 cas de blennorrhagie chronique. Dans tous ces cas, on avait constaté dans la sécrétion la présence des gonocoques. Après douze jours d'injections intra-uréthrales, la sécrétion incolore exprimée de l'urèthre (blennorrhagie aiguë) ne contenait plus de gonocoques. Des 6 cas de blennorrhée, 4 furent améliorés et 2 complètement guéris.

Le Dr R. Weil, dit avoir obtenu d'excellents résultats chez trois diabétiques par l'administration de pilules contenant chacune 8 grammes 12 centigrammes d'extrait de feuilles de myrtille (cette quantité d'extrait correspondrait à 1 gramme de feuilles sèches). Les malades prenaient d'abord trois de ces pilules par jour, puis tous les trois jours ils augmentaient de trois pilules par jour jusqu'à la dose quotidienne de quinze pilules prises en trois fois. Cette dose, qui a toujours été bien supportée, a suffi pour faire disparaître complètement la glycosurie chez deux malades au bout de trois mois de traitement; chez le troisième malade, la quantité de sucre dans l'urine, qui, au début était de 3 à 12 p. 100, a baissé jusqu'à 0,14 p. 100 sous l'influence du traitement. Ajoutons que les trois malades étaient soumis au régine antidiabétique mitigé.

Le prof. Winternitz appelle l'attention sur la propriété de l'airelle, qui lui a donné d'excellents résultats dans plusieurs affections rénales graves, et il la prescrit aussi pour gargarisme dans un grand nombre d'angines et de stomatites de diverses natures.

Vandellia diffusa L. — Syn. — *Torenia diffusa* H. B.

Descr. — Plante de la famille des Solanacées, qui croît au Paraguay, dans l'Inde et à la Guyane.

Part. empl. — Les feuilles.

Prop. thér. — Émétique constituant un excellent vomitif et de plus drastique. Employé pour combattre la fièvre maligne, la dysenterie et les maladies du foie.

Mode d'emploi. — Infusion d'une poignée de feuilles fraîches. — Extrait aqueux, à la dose de 1 gramme à 1 gr 50 centigrammes.

Vaseline liquide médicinale. — Syn. — Huile de vaseline, Paraffine liquide.

Essai. — La vaseline liquide médicinale doit être

neutre au tournesol, d'un goût franc, ne présentant pas d'acidité à la langue. La densité à + 15° est 0,875 ou 76° à l'alcoomètre de Gay-Lussac. Elle ne doit pas donner de vapeurs avant 200° (Bocquillon).

DESC. — L'huile de vaseline n'est pas soluble dans l'eau, l'alcool faible ou fort, la glycérine, les alcools méthylique, amylique.

PROP. THÉR. — La vaseline liquide ne sert que de véhicule à des corps qui conservent leurs propriétés thérapeutiques.

Vernonia nigritiana Ol. — SYN. — Batiator.

DESC. — Plante de la famille des Composées, qui croît dans le Niger et l'Afrique centrale.

COMP. — Contient un glucoside, la *vernonine ;* peu soluble dans l'éther et le chloroforme, $C^{10}H^{24}O^{7}$.

PROP. THÉR. — Agit sur le cœur comme la digitale, et son activité est environ quatre-vingts fois plus faible que celle de la digitale, ce qui permet de graduer l'action. La racine est fébrifuge.

Viburnum prunifolium L. — DESC. — Plante de la famille des Caprifoliacées, qui croît aux États-Unis.

PART. EMPL. — Les racines.

COMP. — Elle contient de la *viburnine*, de l'acide valérianique et du tannin.

PROP. THÉR. — Usitée contre la dysménorrhée et pour prévenir l'avortement et les fausses couches. Elle est aussi antispasmodique, astringente, diurétique, tonique, sédatif nervin et utérin.

MODE D'EMPLOI. DOSES. — Extrait fluide, de 30 à 50 gouttes. — Extrait mou, de 10 à 20 centigrammes en pilules. — Viburnine, de 6 à 15 centigrammes.

Wayika. — Poison de flèches, provenant de l'extrait de bois d'un *Acocanthera*, Apocynacées.

Comp. chim. — Le prof. Fraser, d'Èdimbourg, a retiré un principe actif la *wayikine* $C^{30}H^{5}$ ^{14}. Cette substance cristallise en aiguilles incolores, groupées, ou en tables quadrangulaires.

Prop. phys. — Le prof. Fraser a démontré que la substance cristallisée toxique des flèches est quatre fois plus active que l'extrait.

Son action physiologique a été étudiée sur les grenouilles, les lapins. Avec des doses élevées, on note le ralentissement de la respiration, des mouvements fibrillaires des muscles, l'affaiblissement du pouvoir moteur de la coordination, l'affaiblissement, la perte des réflexes, des mouvements volontaires, et la mort avec les ventricules en diastole, les oreillettes étant distendues par le sang. Le cœur cesse rapidement de répondre aux excitations mécaniques ou électriques.

Avec des doses plus petites, l'organisme répond encore pendant quelque temps aux excitations; mais le cœur est arrêté en diastole. La motricité est très diminuée avant la mort.

Les phénomènes respiratoires sont dus à l'arrêt de la circulation, et les irritations fibrillaires sont produites par une action vive sur les terminaisons des nerfs moteurs. L'abolition des réflexes et des mouvements volontaires résulte de la paralysie des centres nerveux et non d'une action périphérique. La paralysie centrale est due entièrement à l'arrêt de la circulation. Les nerfs moteurs conservent leur influence sur les muscles, jusqu'à ce que ceux-ci montrent des signes distincts d'intoxication; mais les muscles réagissent encore à l'excitation électrique, après que l'excitation de leurs nerfs moteurs ne peut plus déterminer de contractions.

Pendant les progrès des effets du poison sur le cœur, la fonction inhibitoire du vagus persiste et augmente même. Mais l'arrêt en diastole est dû probablement à une action directe du poison sur les ganglions moteurs et les muscles du cœur.

L'action sur les vaisseaux sanguins est de peu d'importance. C'est le contraire qui a lieu avec la digitaline.

Les phénomènes provoqués par ce poison des flèches indiquent sinon une identité, au moins une grande ressemblance avec ceux que détermine la strophanthine.

Xanthoxylum caribæum Gaert. — Syn. — Épineux jaune, Clavelier jaune.

Desc. — Plante de la famille des Xanthoxylées, qui croît aux États-Unis et aux Antilles.

Comp. — Huile fixe, essence, résine, matière colorante, tannin, alcaloïde. L'alcaloïde a été isolé par M. Schlagdenhaufen qui l'a appelé *xanthoxyline*.

Prop. thér. — Antirhumatismal, sudorifique, diurétique. — L'écorce est très employée, en odontologie, comme masticatoire. — Elle produit une sensation de chaleur à l'estomac, avec excitation et tendance à la diurèse. C'est de plus un tonique dans l'anémie et la débilité. — La décoction des feuilles est un puissant diaphorétique, employé dans le tétanos.

Mode d'emploi. Doses. — Extrait fluide, de 10 à 20 gouttes. — Poudre, de 0,50 à 2 grammes, deux ou trois fois par jour. — Décoction de 30 grammes p. 500, après réduction, en vingt-quatre heures.

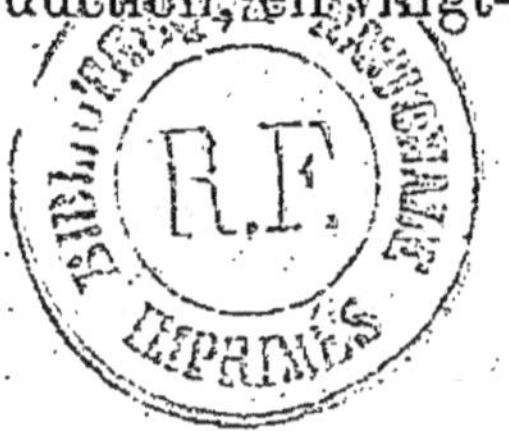

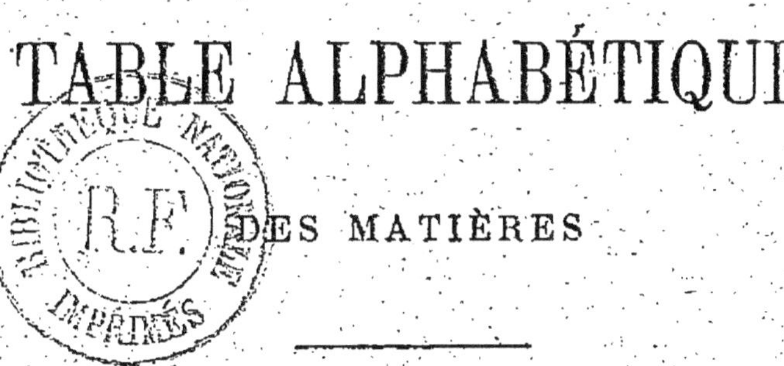

TABLE ALPHABÉTIQUE

DES MATIÈRES

Nous avons indiqué, sous la rubrique la plus habituellement connue, le dosage usuel.

Lorsqu'il n'y a qu'un chiffre, il indique la dose maximum.

Lorsqu'il y a deux chiffres, le premier s'applique à la dose maximum en une fois, et le second à la dose maximum en vingt-quatre heures.

Ainsi :

Acétanilide.................... 25 *cent.* — 2 *gr.*

doit se lire 25 *cent. en une fois* et 2 *gr. en vingt-quatre heures.*

Nous avons indiqué le mode d'emploi le plus usuel et le plus exactement dosé. On trouvera le détail des autres modes d'emploi et des doses dans le corps de l'ouvrage.

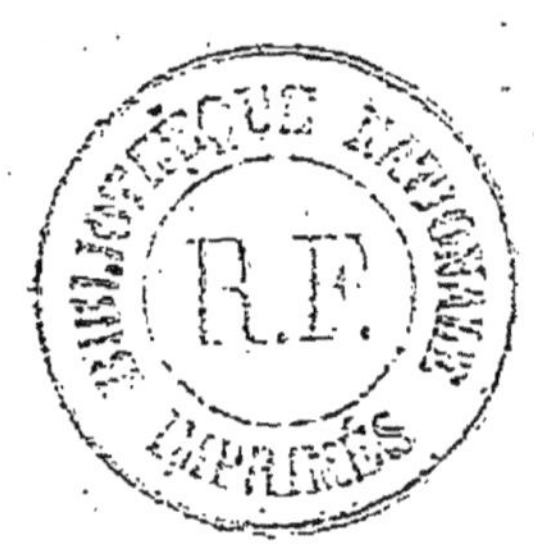

FIN

6065-93. — Corbeil, Imprimerie Éd Crété

CACHETS MÉDICAMENTEUX

LIMOUSIN

BREVETÉS S. G. D. G.

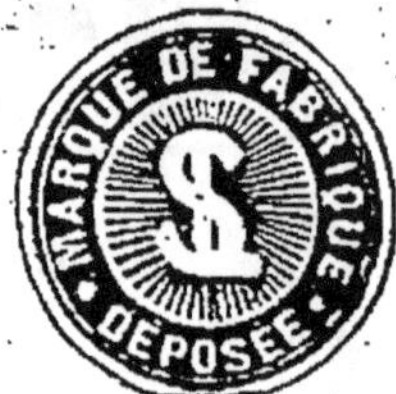

Les *Cachets Limousin* remplacent avec grand avantage les

Capsules, Prises et Pilules,

et permettent aux malades de prendre sans dégoût les poudres médicamenteuses *amères* et *nauséeuses*, telles que *Rhubarbe, Sulfate de quinine, Aloès, etc.*

Ces **Cachets** sont constitués par deux petites rondelles concaves de pain azyme, que l'on soude ensemble à l'aide d'un appareil spécial après y avoir introduit les poudres médicamenteuses.

Ce **procédé** supprime l'emploi des pains azymes employés jusqu'ici pour l'enrobement des médicaments.

Mode d'emploi : Mettre le cachet dans une cuillère contenant un peu de liquide pour l'avaler dès qu'il est suffisamment humecté.

(*Voir rapport à l'Académie de médecine, séance du 20 mai 1873.*)

VÉLO-CACHETEUR LIMOUSIN

APPAREIL SIMPLE ET ÉCONOMIQUE

Pour mettre facilement les Poudres en Cachets médicamenteux

PRIX, 12 FR. PRIX, 12 FR.

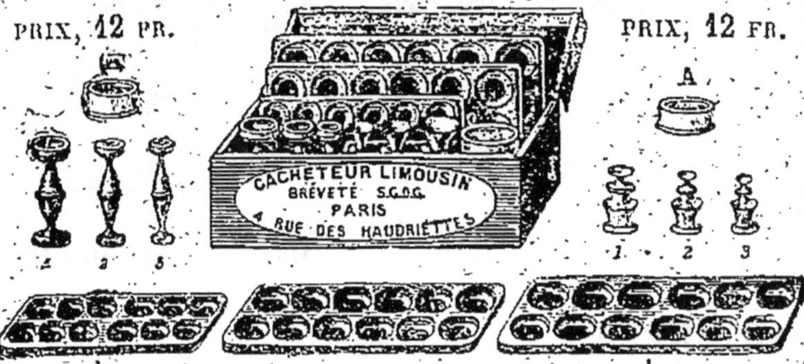

Pour toutes demandes de renseignements ou autres, s'adresser à **LIMOUSIN** et Cie, 4, rue des Haudriettes, Paris.

CACHETS-CUILLÈRE

LIMOUSIN

Pour l'administration des huiles médicinales de RICIN, de FOIE de MORUE, des OPIATS, ÉLECTUAIRES, etc.

Traité élémentaire de thérapeutique, de matière médicale et de pharmacologie, par A. MANQUAT, professeur agrégé à l'École du Val-de-Grâce, 1892, 2 vol. in-8, ensemble 1428 p. .... 18 fr.

Nouveaux éléments de matière médicale et de thérapeutique par les professeurs NOTHNAGEL et ROSSBACH, avec une introduction par Ch. BOUCHARD, professeur à la Faculté de médecine de Paris, 2e *édition*, 1 vol, in-8 de XXXII-913 pages............ 16 fr.

La méthode de Brown-Séquard, par le Dr ELOY. 1893, 1 vol. in-16 de 320 pages.................... 3 fr. 50

La thérapeutique suggestive, et ses applications aux maladies nerveuses et mentales, à la chirurgie, à l'obstétrique et à la pédagogie, par le Dr CULLERRE, 1 vol. in-16 de 318 pages.................... 3 fr. 50

La pratique de l'antisepsie dans les maladies contagieuses et en particulier dans la tuberculose, par le Dr CH. BURLUREAUX, professeur agrégé à l'École du Val-de-Grâce, 1 vol. in-16 de 300 p., cart.................... 5 fr.

Manipulations de botanique médicale et pharmaceutique, iconographie histologique des plantes médicinales, par Joseph HÉRAIL, professeur à l'École de médecine d'Alger, et Valère BONNET. Préface par M. le professeur G. PLANCHON, directeur de l'École de pharmacie de Paris. 1891, 1 vol. gr. in-8 de 320 pages, avec 36 planches coloriées et 223 figures cartonné.................... 20 fr.

Commentaires thérapeutiques du Codex medicamentarius, par Adolphe GUBLER, professeur à la Faculté de médecine de Paris, 4e *édition*, 1891, 1 vol. gr. in-8 de XXIV-1, 061 pages.................... 16 fr.

Principes de thérapeutique générale, par J.-B. FONSSAGRIVES, professeur à la Faculté de Montpellier, 2e *édition*, 1 vol. in-8 de 590 pages............ 9 fr.